Hefte zur Unfallheilkunde
Beihefte zur Zeitschrift „Unfallheilkunde/
Traumatology"
Herausgegeben von J. Rehn und L. Schweiberer

136

F. E. Müller

Die Infektion der Brandwunde

Mit 18 Abbildungen

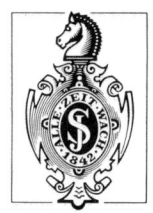

Springer-Verlag
Berlin Heidelberg New York 1979

Reihenherausgeber:

Prof. Dr. Jörg Rehn, Chirurgische Klinik und Poliklinik
der Berufsgenossenschaftlichen Krankenanstalten „Bergmannsheil"
Hunscheidtstraße 1, D-4630 Bochum

Prof. Dr. Leonhard Schweiberer, Direktor der Abteilung für Unfall-
chirurgie der Chirurgischen Universitätsklinik, D-6650 Homburg/Saar

Autor:

Priv.-Doz. Dr. med. et med. dent. Fritz Eduard Müller
Abteilung für Verbrennungskrankheiten und Plastische Chirurgie der
Chirurgischen Klinik der Berufsgenossenschaftlichen
Krankenanstalten „Bergmannsheil",
Hunscheidtstraße 1, D-4630 Bochum

ISBN 3-540-09354-0 Springer-Verlag   Berlin-Heidelberg-New York
ISBN 0-387-09354-0 Springer-Verlag   New York-Heidelberg-Berlin

CIP-Kurztitelaufnahme der Deutschen Bibliothek.
Müller, Fritz E.: Die Infektion der Brandwunde / F. E. Müller. – Berlin, Heidelberg, New York: Springer, 1979.
(Hefte zur Unfallheilkunde; H. 136)
ISBN 3-540-09354-0 (Berlin, Heidelberg, New York)
ISBN 0-387-09354-0 (New York, Heidelberg, Berlin)

Druck und Buchbinderarbeiten: Oscar Brandstetter Druckerei KG, 6200 Wiesbaden
2124/3140-54321

Vorwort

In der Bundesrepublik werden jährlich mehr als 9000 Brandverletzte stationär behandelt, annähernd 1000 von ihnen sterben. Patienten mit thermischen
Schäden sind hohen Infektionsrisiken ausgesetzt, die zu Heilungsstörungen,
Verlusten lebenswichtiger Hauttransplantate oder einer invasiven Infektion
mit tödlichem Ausgang führen können.

Im Bochumer Zentrum für Verbrennungskranke sind seit 1964 mehrere
tausend Patienten behandelt worden. Durch systematische bakteriologische
Untersuchungen wurde hier nach Ursachen der Infektionen, Erregerarten,
Resistenz und septischen Todesfällen gesucht.

In gleichem Maße wurden neue Methoden lokaler Chemotherapie der
Brandwunden erprobt und Indikationen für eine systemische Anwendung der
Antibiotica erarbeitet.

Die vorliegende Monographie gibt unsere zusammengefaßten Erfahrungen
wieder, die wir in mehr als einem Jahrzehnt ständiger Auseinandersetzung
mit den Infektionen Brandverletzter gesammelt haben.

F. E. Müller

Flammazine®

Hüter der verbrannten Haut

Feinst-mikronisiert, lokal wirksam in sanfter, hochgeschmeidiger Sterilcreme.

Minimale Wirkstoffmenge gibt maximalen Infektschutz gegen Problemkeime (Pseudomonas, Proteus, Klebsiellen)

Nicht sensibilisierend, rasch reepithelisierend, pflege- und patientengerecht weil schmerzfrei in Auftrag, kühlend und lindernd, weder krustend noch klebend.

Inhaltsverzeichnis

I. Allgemeiner Teil

1. Häufigkeit thermischer Schäden

In der Bundesrepublik Deutschland ist die Öffentlichkeit nur mangelhaft über Umfang und Probleme thermischer Schäden informiert. Über ihre jährliche Zahl ist nichts bekannt. Angaben des statistischen Bundesamtes beziehen sich lediglich auf die dadurch verursachten Todesfälle, die in den letzten Jahren ziemlich konstant 1.000 pro Jahr betrugen.

Noch unveröffentlichte statistische Erhebungen, die wir mit Hilfe der gewerblichen Berufsgenossenschaften in den Jahren 1972 und 1974 durchführten, geben erstmals Aufschluß über die Zahl derartiger Verletzungen. Danach erleiden jährlich 3.200 Personen durch Arbeitsunfälle thermische Schäden, die eine stationäre Krankenhausbehandlung erfordern. Da Arbeitsunfälle allgemein zu einem Drittel am allgemeinen Unfallgeschehen beteiligt sind, läßt eine Hochrechnung die Annahme zu, daß in jedem Jahr mehr als 9.000 Verbrennungen und ähnliche Schäden in Krankenhäusern der Bundesrepublik stationär behandelt werden müssen.

Diese Zahlen entsprechen den Angaben anderer westlicher Industrieländer [23, 77]. In Deutschland hat nur ein Bruchteil derartiger Patienten die Aussicht, in einer der drei bisher vorhandenen Spezialabteilungen aufgenommen zu werden, die optimale Behandlungsmöglichkeiten anbieten können.

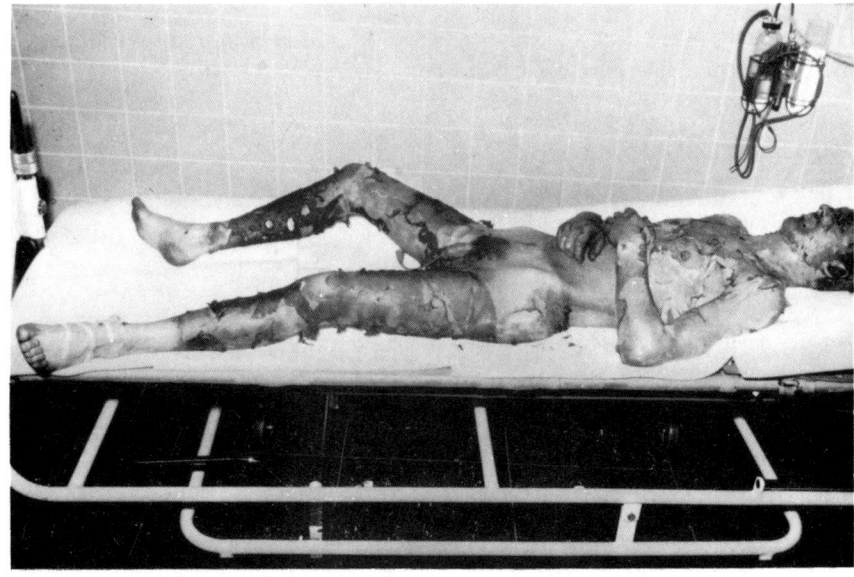

Abb. 1. Verkehrsunfall. Verbrennungen von 85% der Körperoberfläche durch entflammten Treibstoff

2. Die Verbrennungskrankheiten

a) Pathophysiologie

Grundsätzlich finden die allgemeinen Prinzipien der Pathophysiologie des Traumas auch auf diejenigen Störungen ihre Anwendung, die einer Verbrennung folgen. Dazu gehören z.B. die Vorgänge der entzündlichen Reaktion und der Heilung der Haut. Aber auch die hämodynamischen Auswirkungen, die biochemischen, metabolischen und endokrinen Störungen, die Veränderungen im Elektrolythaushalt, die renalen Funktionsstörungen und viele andere Folgen der Verbrennung haben ihre Parallelen in anderen Formen der Traumatologie.

Andererseits treten aber auch sehr spezifische Folgeerscheinungen auf, die nur bei der Verbrennung zu beobachten sind. Bei einer hier angezeigten knappen Darstellung pathophysiologischer Grundlagen der Verbrennungskrankheit erscheint in erster Linie eine Übersicht der Vorgänge wesentlich, die sich unmittelbar nach der Verbrennung und in den nachfolgenden Tagen abspielen.

Die Auswirkungen thermischer Schäden auf den Organismus in diesem Zeitraum sind von grundlegender Bedeutung für den weiteren Krankheitsverlauf und bestimmen zusammen mit den dazugehörigen Behandlungsmaßnahmen meist das weitere Schicksal des Verletzten.

Dabei muß man zunächst zwischen

1. lokalen Folgen,
2. allgemeinen Folgen,
3. Rückwirkung auf die Organe

bei der Verbrennungskrankheit unterscheiden. Allen gemeinsam ist als primär auslösende Ursache das thermische Trauma.

b) Lokales Geschehen

Die lokalen Folgen der Hitzeeinwirkung manifestieren sich in der Verbrennungswunde. Die Reaktionen der Haut auf den thermischen Schaden sind

1. die direkte Gewebsschädigung,
2. die Entzündungsreaktion.

Dabei sind die morphologischen und biochemischen Veränderungen von der Zeitdauer und der Temperatur der Hitzeeinwirkung abhängig.

c) Gewebeschädigung

An der Hautoberfläche führen bereits Temperaturen von 70°C bei einer Einwirkungszeit von weniger als 1 sec zur epidermalen Nekrose. Durch Veränderungen in den Basalzellen wird die Verbindung zwischen Epidermis und Dermis zerstört. Eine weitere Temperaturerhöhung verursacht fortschreitende Austrocknung, tiefreichende Gewebscoagulation und schließlich Verkohlung.

Die früheste Veränderung in der Dermis ist eine unmittelbare Constriction der kleinen Arterien, gefolgt von einer Vasodilatation. Zu diesem Zeitpunkt kommt es zu einer erhöhten Permeabilität der Capillarmembran und einer Ödembildung. Die Ödembildung fördert die Entstehung von Blasen, die man bei der Trennung der Epidermis von der Dermis beobachten kann.

Verlängerte oder erhöhte Temperatureinwirkung führt dann zu Thrombosierungen subcutaner Gefäße.

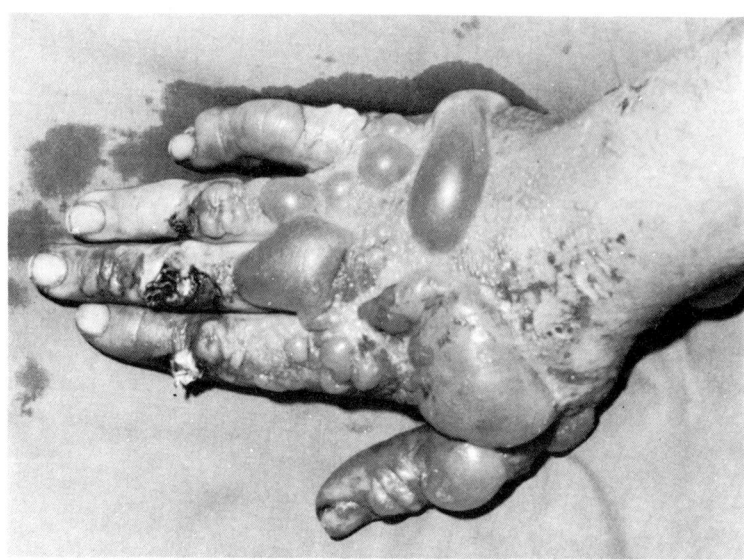

Abb. 2. Zweitgradige Verbrennungen der Hand mit typischer Blasenbildung

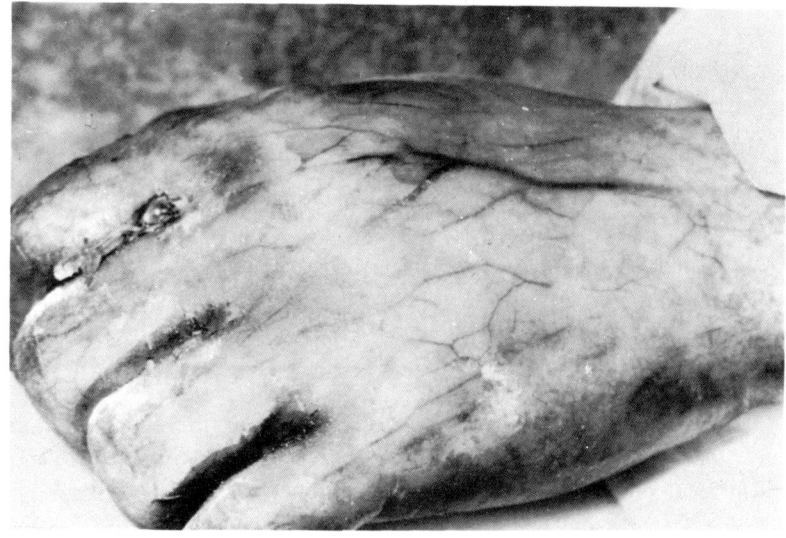

Abb. 3. Drittgradige Verbrennung der Hand mit Gefäßthrombosierung

d) Entzündungsreaktion und Ödem

Der wichtigste Aspekt der Entzündungsreaktion nach einer Verbrennung ist die lokale, abnormale Capillarpermeabilität, die zu einem Verlust proteinreicher Flüssigkeit in die Gewebsräume führt. Mit Hilfe radioaktiver Kolloide läßt sich tierexperimentell nachweisen, daß die Capillaren in der verbrannten Haut fast so durchlässig für Kolloide werden wie nor-

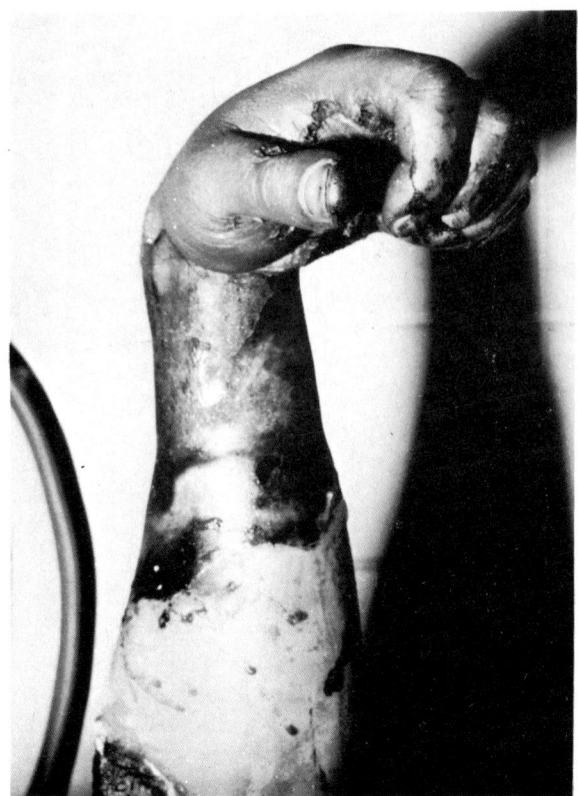

Abb. 4. Starkstromverletzung mit vollständigem Gewebsuntergang von Hand und Unterarm

male Capillaren für Ionen. Im Gegensatz zu früheren Auffassungen neigt man heute zu der Annahme, daß die veränderte Capillarpermeabilität nicht nur auf das verbrannte Gebiet beschränkt bleibt, sondern auch fernab von der Verbrennung auftritt und dort ebenso zu Ödemen führt. Die Flüssigkeit kann sich an der verbrannten Oberfläche oder aber auch subcutan sammeln, wenn die Hautoberfläche coaguliert ist.

Der oft enorme Flüssigkeitsverlust von mehreren Litern hält im allgemeinen etwa 48 Std an, wobei die Hälfte davon bereits in den ersten 6 bis 8 Std aus dem Kreislauf verloren geht. Nach dieser 48-Stundenperiode normalisiert sich der Zustand des Capillarendothels, wenn nicht irreversible Schäden wie am Ort des Traumas vorliegen, und es kommt zu einer Rückresorption von Flüssigkeit aus den ödemangereicherten Geweben.

e) Allgemeine Folgen der Verbrennung

Der beschriebene Flüssigkeitsverlust hat erhebliche Auswirkungen auf den gesamten Organismus. Dabei gehen Wasser, Blutsalze, Proteine und auch große Mengen von Erythrocyten verloren. Der natürliche Abwehrmechanismus des Körpers reagiert darauf mit

1. Flüssigkeitsentzug aus den nicht geschädigten Bereichen der extracellulären Räume,
2. Constriction der Blutgefäße im geschädigten Gebiet und der Haut,
3. Flüssigkeitsresorption aus dem Magen-Darmtrakt.

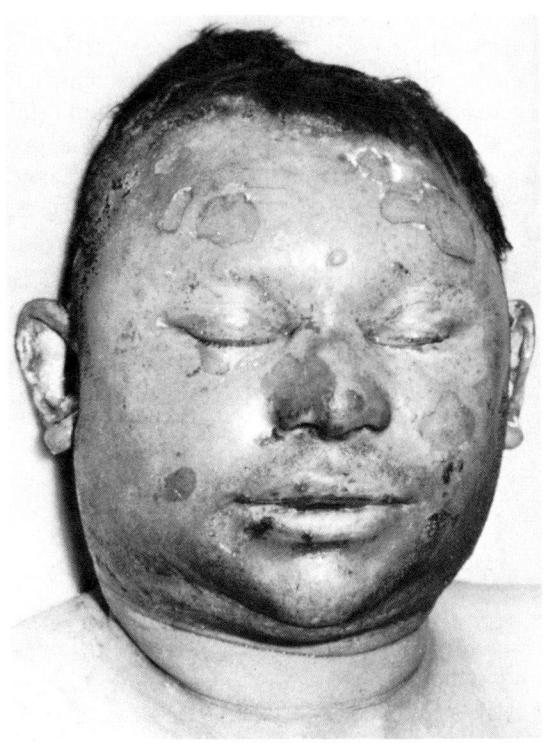

Abb. 5. Ödem des Kopfes nach Verbrennung

Durch diese Mechanismen vermag der Körper nicht zu große Flüssigkeitsverluste zu kompensieren.

f) Verbrennungsschock

Unter dem Begriff "Schock" ist eine akute hämodynamische Störung zu verstehen, die die Capillardurchblutung im Gesamtorganismus soweit herabsetzt, daß es zu einer Gewebshypoxie mit nachfolgenden funktionellen und morphologischen Veränderungen kommen kann. Bei einer Dekompensation des Schocks treten zu den hämodynamischen auch metabolische Störungen, wie z.B. eine Acidose.

In der Pathogenese des Verbrennungsschocks stehen die protrahierten Flüssigkeitsverluste aus dem Kreislauf im Vordergrund, die zu einer Verminderung des zirkulierenden Blutvolumens, einer Erhöhung der Blutviscosität und einer internen Dehydrierung führen.

Im Gegensatz zum Entblutungsschock sind die Vorgänge bei der Verbrennung excessiver, treten wegen der ausgedehnten Schädigung schneller ein und halten wesentlich länger an. So läßt sich bereits ein bis zwei Stunden nach dem Trauma eine Abnahme des zirkulierenden Volumens von 20% und mehr nachweisen.

In der gleichen Zeitspanne nach der Verbrennung nachweisbare extreme Erhöhungen des Catecholaminspiegels führen zu einer maximalen Vasoconstriction, einem verminderten venösen Rückfluß und damit zu einer schlechten Förderleistung des Herzens. Durch gleichzeitige Behinderung des Ausflußes aus dem Capillargebiet kommt es zu einem präcapillaren Rückstau, der die mechanische Komponente für die Entstehung von Aggregationen und Mikrozirkulationsstörungen liefert.

Als Folge der sowohl durch die Hypovolämie als auch durch die Adrenalin- und Noradrenalinwirkung verstärkten Vasoconstriction werden die anfangs vorhandenen hämodynamischen Störungen durch zusätzliche metabolische ergänzt. Eine metabolische Acidose starken Ausmaßes läßt sich bereits zwei Stunden nach dem Trauma nachweisen.

Auch die Herzleistung ist vom Schockgeschehen betroffen. So kann das Herzminutenvolumen innerhalb von 30-60 min nach einer schweren Verbrennung um 30-40% abfallen, während sich der periphere Widerstand gleichzeitig auf das Doppelte des Ausgangswertes erhöhen kann.

Die eingeschränkte Herzleistung resultiert aus einem verminderten venösen Rückfluß auf Grund der genannten Hypovolämie und Vasoconstriction. Aber auch eine herabgesetzte Kontraktilität des Herzmuskels infolge einer metabolischen Acidose im Schockzustand ist nachweisbar.

g) Elektrolyte

Extreme Hypocaliämien sind in den ersten Tagen nach einer Verbrennung zu beobachten und führen unbehandelt zu lebensbedrohlichen Zuständen.

Auch im weiteren Krankheitsverlauf bleibt die Kaliumbilanz meist solange negativ, bis eine definitive Heilung mit einem Verschluß der Wundflächen eintritt.

h) Erythrocyten

Vor allem bei tiefgradigen Verbrennungen kommt es zu erheblichen Verlusten im Erythrocytenvolumen. Diese Verluste beruhen einmal auf der direkten Zerstörung durch Hitzeeinwirkung und durch Thrombosierung zahlreicher peripherer Gefäße. Daneben kommt es aber zu einer abnormen Fragilität der roten Blutkörper und zu einem vermehrten Abbau. Auf diese Weise können in der Primärphase der Verbrennungskrankheit 25 bis 30% des Volumens der Erythrocyten verlorengehen und müssen im Rahmen der Therapie ersetzt werden.

i) Toxine

Die Zerstörung und der Zerfall ausgedehnter Hautflächen durch Hitzeeinwirkung müssen zweifellos Toxine freisetzen und zu einer zusätzlichen Schädigung des Organismus führen. Mit Sicherheit kommt es u.a. zu einer vermehrten Histaminbildung, ohne daß ein pathologischer Effekt nachweisbar wäre. Die Frage, ob es spezifische Verbrennungstoxine gibt, ist Gegenstand langjähriger Untersuchungen [93]. Wieweit die hierfür vorliegenden tierexperimentellen Ergebnisse auf den verbrannten menschlichen Organismus übertragbar sind, bleibt abzuwarten.

j) Eiweißstoffwechsel

Nach den primären Eiweißverlusten durch die Verbrennung geht auch im weiteren Verlauf durch das Wundsekret und durch einen pathologisch vermehrten Eiweißabbau kontinuierlich Eiweiß in großen Mengen, oft bis zu 200-300 g pro Tag, verloren und kann praktisch unmöglich restlos substituiert werden. Die dadurch entsprechend negative Stickstoffbilanz normalisiert sich meist erst nach Abheilung der Wundflächen.

3. Besondere Organmanifestationen als Verbrennungsfolge

a) Nieren

Die Niere reagiert besonders empfindlich auf eine Minderdurchblutung, wie sie im Gefolge des Verbrennungsschocks auftritt. Pathologisch-anatomisch manifestieren sich Schäden vor allem in den distalen Tubulusabschnitten, häufig mit Epithelnekrosen, die bis zur Zerstörung der Basalmembran führen können. Bereits nach 3 bis 4 Tagen treffen wir aber schon auf Epithelregenerate, so daß Gewebsuntergang und Wiederherstellung histologisch oft dicht nebeneinander liegen. Auf andere pathologisch-anatomische Befunde in der Verbrennungsniere soll hier nicht eingegangen werden. Wichtig ist die Feststellung, daß die Schädigung der Niere vor allem in der Phase der Mangeldurchblutung und Anoxie auftritt und bei adäquater Therapie ein Nierenversagen nach einer Verbrennung heute selten geworden ist.

b) Leber

Auch bei diesem Organ werden durch den Verbrennungsschock wichtige Stoffwechselfunktionen erheblich beeinträchtigt. Allerdings sind diese zunächst durch die üblichen Funktionsprüfungen nicht sicher nachzuweisen.

Im Gegensatz dazu stehen aber die bei unseren Patienten erhobenen pathologisch-anatomischen Befunde [72], nach denen in jeder Phase der Verbrennungskrankheit Leberschäden zu objektivieren sind.

Das Charakteristikum des histologischen Bildes ist die läppchenzentrale Leberzellnekrose. Auch eine fettige Degeneration kann bereits in Fällen beobachtet werden, die während der ersten 48 Std versterben; bei den Spättodesfällen nimmt sie erheblich zu.

Der Kohlenhydratstoffwechsel der Leber ist in der Schockphase erheblich verändert. Es finden sich u.a. eine vermehrte anärobe Glucolyse und eine verminderte Glykogenbildung. Auch im Eiweißstoffwechsel kann man mit funktionellen Störungen rechnen. Dabei sind sicher sowohl die Eiweißsynthese als auch die Desaminierung beeinträchtigt.

Ähnlich wie die Niere erleidet auch die Leber ihre wichtigste Schädigung in der Schockperiode durch die Folgen der Hypoxydose. Spätere Schäden stehen häufig mit der Infektion und bakteriellen Intoxikation im Zusammenhang.

c) Magen-Darmtrakt

Schock und Gewebshypoxie führen häufig zu Erosionen der Magenschleimhaut mit blutigem Erbrechen. Im weiteren Verlauf können Duodenalulcera auftreten. Diese bleiben in vielen Fällen klinisch stumm und werden oft erst bei einer Obduktion entdeckt. Sie können aber auch zu schweren Blutungen führen und sind dann immer lebensgefährliche Komplikationen.

d) Respirationstrakt

Eine direkte Schädigung des Respirationstraktes kann durch Inhalation von Rauch und Gasen erfolgen oder durch unmittelbare Hitzeeinwirkung wie heißen Dampf. Die häufigste Folge einer solchen Komplikation ist ein Ödem der oberen Atemwege oder der Lungen, bei dem es zu der Passage eines proteinreichen Exsudates aus dem Blutstrom in die Alveolen kommt.

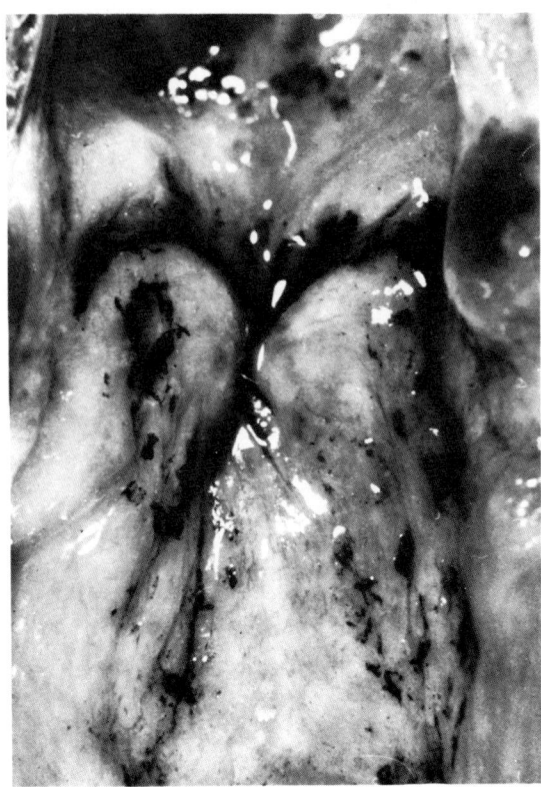

Abb. 6. Sektionspräparat (Patholo-
gisches Institut der BG-Krankenan-
stalten "Bergmannsheil", Bochum,
Direktor Professor Dr. G. Könn).
Ödem und Ablagerung carbonisierter
Partikel am Kehlkopfeingang

Ferner beobachtet man nach Verbrennungen das Syndrom der sogenannten "Schock-
lunge" mit einer progredienten respiratorischen Insuffizienz und typischen morphologischen Veränderungen in Form eines interstitiellen Lungenödems, Alveolarmembranen
und Alveolaratelektasen.

Eine erfolgreiche medikamentöse Therapie dieses Zustandes ist nicht bekannt.

e) Gehirn

Bei Frühtodesfällen findet sich fast immer ein hochgradiges Hirnödem, das mit Zeichen
eines Hirndrucks einhergehen kann. Diese Beobachtung gilt besonders für Kopf- und Hals-
verbrennungen. Es bleibt bisher ungeklärt, ob bei derartig schweren Verlaufsformen ursächlich hämodynamische Faktoren, Sauerstoffmangel oder Toxinwirkung im Vordergrund
stehen.

f) Blutgerinnung

Es ist davon auszugehen, daß bei jeder schweren Verbrennung eine latente, zunächst noch
kompensierte Coagulopathie besteht. Triggerstadium zu einem Übergang in eine akute
Verbrauchcoagulopathie kann z.B. die Freisetzung gram-negativer Endotoxine oder ein
länger bestehender Schock sein. Wir selbst haben eine solche Dekompensation zur Ver-
brauchscoagulopathie nach extensivem Debridement von Verbrennungsnekrosen gesehen,

das einen schockähnlichen Zustand auslöst. Alarmzeichen sind ein Thrombocytensturz, Abfall der Fibrinogenkonzentration und ein Anstieg der Fibrinspaltprodukte.

Zahlreiche andere Komplikationen können außerdem den Verlauf einer Verbrennungskrankheit beeinflußen. Nicht selten bestimmen bereits der Altersfaktor, anlagebedingte oder erworbene Vorerkrankungen die Ausgangssituation und eine ungünstige Prognose. Verkehrs- und Arbeitsunfälle führen häufig zu Begleitverletzungen, die dann im Zusammenhang mit der Verbrennung zum Tode führen können.

g) Infektionen

Während der durch die thermische Verletzung und die hier dargestellten Folgeerscheinungen schwer geschädigte Organismus sämtliche Abwehrkräfte dafür mobilisieren muß, die ihm zur Verfügung stehen, trifft ihn bereits die nächste Welle einer schweren Agression. Innerhalb von Stunden kommt es zu einer Keimbesiedelung der ausgedehnten Verbrennungswunden. Heilungsstörungen sind die Folge. Die Resorption bakterieller Toxine führt zu einer Verschlechterung des Allgemeinbefindens. Schließlich kann es zu einer massiven Allgemeininfektion kommen, der der Verbrannte unter einem Zusammenbruch seiner körpereigenen Abwehrkräfte erliegt.

4. Entwicklung moderner Therapieformen der Verbrennung

Die Behandlung der Verbrennungen hat zahlreiche medizinhistorische Entwicklungen durchgemacht. Dazu schreibt 1879 Sonnenburg [96] in einer Monographie:

"Es gibt wohl wenige Capitel in der Chirurgie, die eine so große Anzahl therapeutischer Mittel aufzuweisen hätten, wie das Capitel der Verbrennungen. So lange schon Chirurgie getrieben wird, finden wir eine Reihe von Heilmitteln gegen Brandwunden angegeben, und in jedem Jahrhundert sind neue Mittel angepriesen worden. Wenn man dazu noch die nicht minder zahlreichen Volksmittel und die Geheimmittel gegen Verbrennungen nimmt, so wächst deren Anzahl zu einer sehr stattlichen heran. Gar viele dieser Verordnungen wurden im Laufe der Zeit vergessen, tauchten aber später als neues Verfahren wieder auf".

Diese Ausführungen haben in mancher Hinsicht bis heute ihre Gültigkeit behalten, da unsere Kenntnisse der Pathologie der Verbrennungskrankheit und die Behandlungsmethoden unvollkommen sind.

Von einer adäquaten Therapie der Verbrennungen kann überhaupt erst zunehmend seit dem letzten Weltkrieg gesprochen werden.

Als wichtigste Fortschritte in diesem Zeitraum sind zu bezeichnen:
1. Die Erforschung und Therapie des Verbrennungsschocks [7, 12, 14, 15, 16, 24, 27, 30, 36, 80, 82, 90, 103, 104].
2. Die moderne Chemotherapie. Durch Einführung der Antibiotica können infektionsbedingte Komplikationen, wie eine Bronchopneumonie oder Sepsis erfolgreich behandelt werden. Neuartige lokale Chemotherapeutica erlauben eine wirksame Bekämpfung der Wundinfektion, zu der auch die wiederentdeckte "offene", d.h. verbandslose Behandlung der Verbrennungswunde beiträgt [16, 104].
3. Die chirurgische Therapie mit Excision der Verbrennungsnekrosen und simultanem Hautersatz. Dazu gehören auch die Entwicklung von Handdermatomen [Padget, 1939] und Elektrodermatomen [Brown, 1948] zur vereinfachten Entnahme großflächiger Hauttransplantate, die Verwendung von Homoio- und Heterotransplantaten als temporären

Hautersatz und verbesserte Anaesthesiemethoden als Voraussetzung für großflächige Nekrektomien und Hauttransplantationen.

5. Bedeutung der Infektion im Wandel der letzten Jahrzehnte

Infektionen waren und sind ein gravierendes Problem der Verbrennungen. Zwar ist aus älteren Publikationen nur sehr wenig darüber zu erfahren, doch ist zu bedenken, daß es erst die moderne Schockbehandlung ermöglichte, schwere Verbrennungen die ersten Tage überleben zu lassen und damit die Vorbedingung für eine ausreichende Exposition gegenüber einer Infektion und ihren Folgen zu schaffen.

Pack berichtete 1926 erstmalig, daß Wundinfektionen mit Streptokokken, Staphylokokken und Pseudomonaskeimen häufigste Komplikation der Verbrennung seien.

Aldrich [1933] wies bei allen ausgedehnten Verbrennungen Streptokokken nach, die von Cruickshank [1935] in 11% aller Verbrennungswunden kurz nach der Aufnahme gefunden wurden. Auch von Wilson, MacGregor und Stewart [1938] wurde auf die besondere Bedeutung der Streptokokken hingewiesen. Marsh [1935], Heggie und Heggie [1942] sahen in den Staphylokokken die wichtigsten pathogenen Wundkeime, Langohr, Owen und Cope [1947] in Mischinfektionen aus hämolysierenden Streptokokken und Staphylokokken.

In den 50er Jahren dominierten die Staphylokokkeninfektionen, die von verschiedenen Untersuchern in 75% aller Verbrennungswunden und in 50% der Fälle einer hämotogenen Allgemeininfektion gefunden wurden [4, 57, 60, 62].

In der Periode von 1951-1956 war bei den Verbrennungspatienten im Brooke Army Medical Center in den U.S.A. Staph. aureus für 45% aller positiven Blutkulturen verantwortlich, die gram-negativen Organismen Pseudomonas und Proteus nur für 20% bzw. 10%. Die Überlebensrate bei einer Sepsis durch gram-positive Erreger betrug 54% gegenüber 5,5% durch gram-negative Erreger [63].

Durch die Verwendung des Penicillins wurde in dieser Zeitspanne die Kontamination der Verbrennungswunden durch beta-hämolysierende Streptokokken bedeutungslos [60]. Außerdem konnte die Staphylokokkensepsis inzwischen erfolgreich behandelt werden [57, 62].

Als erste Untersucher machten Jackson, Lowbury und Topley [39] bereits 1951 auf die Pseudomonas aeruginosa-Infektion als neues bedrohliches Problem aufmerksam und Liedberg, Reiss und Artz [50] berichteten 1954 über Sepsis und Todesfälle bei Verbrennungen durch Pseudomonas, Klebsiella und Proteus. Außerdem wurde inzwischen der weitverbreitete Mißbrauch einer prophylaktischen Anwendung der Antibiotika für das Aufkommen der Infektionen durch Pseudomonas, Enterobacter, Proteus und E. coli verantwortlich gemacht [25, 26, 88, 98].

Markley et al. [58] bezeichneten 1957 Ps. aeruginosa bereits als Hauptursache jener tödlich verlaufenden Verbrennungen, die die ersten 48 Std, d.h. die Schockphase überstanden hatten. Nach MacMillan [60], Tumbusch et al. [102] und Altemeier et al. [4] verlief zu dieser Zeit die Pseudomonassepsis immer tödlich. Die Zunahme der Pseudomonasinfektionen wurde einheitlich aus Verbrennungszentren der ganzen Welt berichtet. Entwicklung und Einsatz pseudomonaswirksamer Antibiotica und Oberflächenchemotherapeutica führten dann seit 1966 zu einem Rückgang und einer besseren Kontrolle derartiger Infektionen [33, 70, 78, 97].

1969 berichteten Davis et al. [18] bereits, daß bei ihren Verbrennungspatienten Proteus mirabilis, E. coli und Enterobacter cloacae als häufigste Keime, außerdem aber auch Klebsiella, Enterobacter aerogenes und Herellia gefunden wurden.

Seit 1968 wurden in den U.S.A. zunehmend Candidainfektionen auch bei Verbrennungen beobachtet [11, 19, 35]. Im Shriners Verbrennungszentrum in Cincinnati waren 1969 schon 47% aller Patienten mit Candida besiedelt, davon die Hälfte mit Candida albicans, der Rest mit anderen Candicaspecies, darunter Candida tropicalis [49, 61], die sämtlich zu Sepsis und Tod führen konnten. 1970 stellten sie in diesem Zentrum die Haupttodesursache dar.

Inzwischen wurde aus den U.S.A. auch über Infektionen und Todesfälle bei Verbrennungen berichtet, die auf Serratia Marcenscens [38] und Herpesviren [28, 101] zurückzuführen sind.

Es ist nicht abzusehen, in welche Richtung sich diese Evolution weiterentwickeln wird. Wahrscheinlich muß mit neuen, bisher unbekannten Infektionen gerechnet werden.

Außerdem sind Resistenzen gegenüber allen wichtigen Antibiotica von einer Keimart auf andere übertragbar geworden, was inzwischen auch bei tierexperimentellen Verbrennungen [87] und Verbrennungen des Menschen [8] nachgewiesen wurde.

In einem britischen Verbrennungszentrum [8, 87] waren 90% aller Klebsiella- und 72% aller Proteusstämme Träger eines solchen multiplen Antibiotica-Resistenzfaktors.

6. Definition der Infektion bei Verbrennungen

Das Problem der Infektionen umfaßt bei den Verbrennungen klinisch ein weites Spektrum, das von der einfachen Kolonisation einer Wunde durch Bakterien geringer Pathogenität bis zur invasiven Infektion mit tödlichem Ausgang reicht. Die Übergänge sind fließend und von zahlreichen Faktoren abhängig, wie Ausdehnung und Tiefe der Verbrennung, Behandlungsmaßnahmen, Alter des Verletzten und Expositionsrisiken.

Auch zur Beurteilung einer spezifischen Therapie bedarf die Infektion näherer Definition. So können parenteral verabreichte Antibiotica bei einer Sepsis durch Pseudomonas aeruginosa lebensrettend, die gleichen Antibiotica in der Behandlung infizierter Verbrennungsnekrosen dagegen nutzlos sein.

Infektionen sind auch Hauptursache von Heilungsstörungen, bei denen aus zunächst zweitgradigen Hautschäden tiefreichende Zerstörungen im Sinne einer drittgradigen Verbrennung entstehen. Ebenso ist der Verlust lebenswichtiger Hauttransplantate zum Verschluß der Verbrennungswunden vor allem auf Infektionen zurückzuführen.

a) "Burn wound sepsis"

In den letzten zehn Jahren ist vor allem in den U.S.A. die große Bedeutung erkannt worden, die der Quantität der Keimbesiedlung von Verbrennungswunden zukommt. Zahlreiche Untersuchungen und Methoden quantitativer Keimzahlbestimmungen liegen inzwischen vor [9, 10, 20, 31, 32, 46, 53, 92, 94, 99]. Dabei wurde der Nachweis erbracht, daß mit einer Überschreitung der Keimbesiedelung von 10^5 Mikroorganismen/cm^2 eine lokal invasive Infektion eingeleitet wird [16], die als "Burn wound sepsis" bezeichnet wird.

Unter Ausnutzung von Homogenisationsmethoden kamen mehrere Untersucher zu dem Ergebnis, daß eine burn wound sepsis klinisch kontrollierbar bleibt, solange die Menge von 10^5 Mikroorganismen pro 1 g verbranntem Gewebe nicht überschritten wird [53, 99]. Bakterienmengen von 10^6-10^7 pro 1 g Gewebe oder 1 ml Blut waren meist gleichbedeutend mit einer massiven, invasiven Infektion und einem tödlichen Ausgang [45, 46].

Tierexperimentelle und klinische Untersuchungen zeigten ferner, daß die kritische Grenze der Bakterienmenge von 10^5 auch entscheidenden Einfluß auf das Einheilen von

Hauttransplantaten nahm. Bis zu dieser Grenze konnte mit einer Einheilungsquote von mehr als 90% gerechnet werden, lagen die Werte darüber, so heilten nicht mehr als 20% der Transplantate ein [47, 51].

Leider haben derartige quantitative Keimzahlbestimmungen bisher in Deutschland keinen Eingang gefunden, doch wird man wegen ihrer prognostischen Bedeutung für die Verbrennungen auf die Dauer nicht auf sie verzichten können.

b) Bacteriämie

Verbrennungen mit plötzlichen vorübergehenden Temperaturanstiegen lassen häufig eine Bacteriämie vermuten. Ein bakteriologischer Nachweis gelingt kaum, da diese kleinen "Schauer" eingeschwemmter Mikroorganismen durch die körpereigene Abwehr wahrscheinlich schnell eliminiert werden. Derartige Ereignisse lassen sich oft nach einem Verbandswechsel beobachten.

c) Sepsis

Der Begriff der Sepsis im Sinne der hämatogenen Allgemeininfektion ist dagegen an den Nachweis positiver Blutkulturen und typische klinische Symptome gebunden. Bei einer energischen antibiotischen Therapie ist häufig nur eine Blutkultur vor Einleitung der Behandlung positiv, während die klinischen Symptome persistieren. Auch in solchen Fällen erscheint die Diagnose einer Sepsis gerechtfertigt.

Zu der Symptomatologie einer Sepsis bei Verbrennungen zählen: Steile Temperaturanstiege mit extremen Tagesschwankungen, Hypothermien werden bei tödlichem Ausgang oder gram-negativer Sepsis beobachtet. Eine Tachykardie ist die Regel. Blutdruckabfall, Oligurie und paralytischer Ileus sind prognostisch als sehr ungünstig zu bewerten. Ein Ikterus, Blutungsneigung der Wundflächen und Zerfall des Granulationsgewebes kündigen ebenfalls einen ungünstigen Verlauf an.

Gewöhnlich tritt die Allgemeininfektion während der ersten 14 Tage und nur sehr selten nach mehr als vier Wochen auf. Wahrscheinlich ist diese Beobachtung damit zu begründen, daß in der Frühphase die lokalen Abwehrmechanismen fehlen, mit dem Erscheinen des Granulationsgewebes dann aber zunehmen.

7. Quellen der Infektion

Die Verbrennungswunde stellt ein geradezu ideales Medium für eine Keimbesiedlung dar. Das feuchte und körperwarme Milieu bietet sich für eine endogene wie auch exogene Kontamination an.

So sind Verbrennungen unmittelbar nach dem thermischen Trauma selten steril, und durch sorgfältige bakteriologische Untersuchungstechniken lassen sich sowohl gram-positive als auch gram-negative Organismen innerhalb der ersten 24 Std nachweisen [5].

Einwirkungen hoher Temperaturen können zwar eine Devitalisierung der Haut bewirken, in der Tiefe der Crypten von Schweißdrüsen und Haarfollikeln überleben jedoch Bakterien, die zu einer raschen Proliferation befähigt sind. Diese erfolgt etwa am zweiten oder dritten Tag – primär meist durch Staphylokokken, später auch durch gram-negative Erreger.

Eine wichtige Rolle spielt die fäkale Selbstkontamination von der Analregion her mit E. coli, während für Ps. aeruginosa-Infektionen diese Quelle sicher überschätzt wurde [56].

Eine erhebliche Bedeutung kommt dagegen der exogenen Infektion zu, insbesondere der Kontaktinfektion. So fand Lowbury, daß bei der Hälfte des Pflegepersonals seines Verbrennungszentrums die Hände eine Pseudomonaskontamination aufwiesen und daß diese eine der wesentlichsten Quellen der "cross-infection" darstellen [55].

Ähnlich wirken kontaminierte Kleidung, Instrumente und Gebrauchsgegenstände. Als Infektionsquellen der Pseudomonasinfektion sind auch alle Feuchtigkeitsreservoire anzusehen. Hier steht an erster Stelle die bei den Verbandswechseln übliche Hydrotherapie, dazu kommen Waschbecken, Abflüsse, Absaug- und Beatmungsgeräte u.a.

Neben diese Infektionsmöglichkeiten tritt die der Keimverschleppung auf dem Luftwege, deren Bedeutung unterschiedlich beurteilt wird [55].

8. Bedeutung spezieller Behandlungszentren für Verbrennungskranke

Seitdem größere Verbrennungen echte Überlebenschancen haben, sind auch die Behandlungsmethoden immer komplizierter und spezialisierter geworden. Diese Erkenntnis hat in zahlreichen Ländern zur Einrichtung besonderer Behandlungszentren für derartige Fälle geführt. Einer der wichtigsten Anlässe war das unkontrollierbare Problem der Infektionen, deren Verhütung die bauliche Konzeption solcher Zentren bestimmt. Zweifellos sind in dieser Hinsicht besonders hohe Ansprüche zu stellen, doch darf nicht verkannt werden, daß trotz dieser Anstrengungen alle größeren Verbrennungen nicht steril bleiben und letztlich doch infiziert werden. Damit wird aus der scheinbar keimfreien Verbrennungswunde eine sekundäre Infektionsquelle.

Hier handelt es sich jedoch nur um eines der Probleme, die mit der Konzentration einer größeren Zahl von Schwerverbrannten verbunden sind.

Derartige Nachteile werden jedoch durch spezialisierte ärztliche Erfahrungen, eine besonders geschulte Intensivpflege und den Einsatz technischer Hilfsmittel aufgewogen.

II. Spezieller Teil

A. Eigene Behandlungsmethoden

1. Einrichtung zur Behandlung Verbrennungskranker in Bochum

Unter dem Eindruck der mangelhaften Versorgungsmöglichkeiten, denen sich die auf zahlreiche Krankenhäuser verstreuten Schwerverbrannten ausgesetzt sahen, erfolgte durch ärztliche Initiative seit 1964 eine überregionale Konzentrierung Schwerverbrannter in der chirurgischen Klinik der berufsgenossenschaftlichen Krankenanstalten "Bergmannsheil" in Bochum.

1966 wurde dann in derselben Klinik ein durch Umbau erstelltes Zentrum für Verbrennungskranke und eine dazugehörige Abteilung für plastische Chirurgie in Betrieb genommen.

Damit wurde erstmalig eine besondere Institution für Verbrennungskranke in Deutschland geschaffen.

Die speziellen Einrichtungen für Schwerverbrannte erlauben die Intensivtherapie von maximal 7 Schwerverbrannten in einem isolierten Behandlungstrakt. Eine Schleuse dient zu dessen Abtrennung und dem Anlegen steriler Schutzkleidung mit Einwegartikeln für Kittel, Mütze, Überschuhe und Mundschutz. Eine weitere Schleuse trennt die Patientenräume voneinander. Die Türen öffnen sich per Fußdruck als Schiebetüren — zur Vermeidung starker Luftbewegung.

Die Temperatur der mehrfach gefilterten, angefeuchteten Frischluft im Überdrucksystem läßt sich zwischen 20-34°C regulieren.

Die Erneuerung der Frischluft erfolgt 20 mal pro Stunde, die Zufuhr diffus durch eine Lochdecke, das Absaugen über besondere Kanäle in Bodennähe.

Weitere Hilfsmittel zur Infektionsverhütung sind Sperrventile für alle Abflüße, die ein Anstehen von Desinfektionslösung in den Abflußstutzen über Nacht ermöglichen, und ein Verbrennungsgerät zur sofortigen Vernichtung infektiöser Abfälle.

In einem Groß-Sterilisator werden u.a. luftdurchlässige Schaumstoffmatten sterilisiert, die den ohne Verbände behandelten Verbrannten als Unterlage dienen. Sie werden täglich mehrfach gewechselt und nach Gebrauch vernichtet.

Jeder Raum ist an eine zentrale Desinfektionsanlage angeschlossen, aus der die Lösung zur Scheuerinfektion entnommen werden kann.

Zahlreiche weitere Einwegartikel sind z.B. als Handtücher, Eßgeschirr und Besteck in Gebrauch.

Sämtliche Räume sind für die Behandlung autark eingerichtet, um die Keimverschleppung über Gebrauchsgegenstände zu verhindern.

Besondere Aufmerksamkeit gilt auch der Handdesinfektion, bei der Behandlung der Patienten werden sterile Handschuhe getragen.

Schwache Punkte in dem System sind:

1. Eine permanente Überbelegung, die eine Einzelisolierung der Verbrannten unmöglich macht.

2. Fehlen eines speziellen Operationsraumes, was einen langen Transportweg zum allgemeinen Operationstrakt erfordert.
3. Ein zentraler Behandlungsraum für ausgedehnte hydrotherapeutische Maßnahmen, Auflegen oder Wechsel von Auto- oder Homoiotransplantaten, Wundreinigungen oder Verbandswechsel. Diesem Gefahrenpunkt eines allgemeinen Umschlagplatzes für Infektionen kann lediglich durch ausgiebige Desinfektionsmaßnahmen zwischen den einzelnen Behandlungen entgegengewirkt werden.

Die angeführten Mängel sind auf bauliche Konzeptionen zurückzuführen, da dieses Zentrum als Provisorium bis zur Erstellung eines modernen Neubaues vorgesehen war.

2. Behandlungsprinzipien der Verbrennungen

Unter den angeführten äußeren Bedingungen wurden von uns in den Jahren 1964-1975 insgesamt 1.250 Patienten mit Verbrennungen oder anderen thermischen Schäden stationär behandelt.

Die Grundprinzipien der Behandlung unterlagen in diesem Zeitraum mit Ausnahme der Chemotherapie keiner wesentlichen Änderung.

Sie bestanden aus:
1. Behandlung des Verbrennungsschocks und seiner Folgen.
2. Behandlung der durch die Verbrennung verursachten metabolischen Störungen.
3. Lokale Chemoprophylaxe der Verbrennungswunden und lokale Chemotherapie der Wundinfektionen.
4. Systemischer Chemotherapie allgemeiner, durch Infektionen verursachter Komplikationen.
5. Chirurgischer Therapie mit Entfernung irreversibel geschädigter Hautbezirke und Ersatz durch Hauttransplantationen.
6. Physiotherapie und Rehabilitationsmaßnahmen.

3. Lokale Chemoprophylaxe und Chemotherapie der Verbrennungswunden

a) Behandlungsmethoden 1964-1965

Die Erkenntnis, daß eine Keimbesiedlung großer Verbrennungswunden meist unvermeidlich ist und parenteral verabreichte Antibiotika ohne Wirkung auf Entstehung und Verlauf einer Infektion der devitalen, nicht mehr durchbluteten Verbrennungsnekrosen bleiben, hat zur Suche nach neuen Mitteln und Wegen der Lokaltherapie geführt.

Grundlage unserer lokalen Maßnahmen ist seit 1964 die "offene" Wundbehandlung, d.h. der Verzicht auf Verbände. Über ihre Vorzüge haben wir mehrfach berichtet [71, 72, 73] und dazu beigetragen, daß sie in Deutschland als Methode der Wahl für die klinische Behandlung von Verbrennungen gilt. Man erreicht damit eine Verminderung des Bakterienwachstums durch Feuchtigkeitsentzug mit Schaffung einer trockenen Wundoberfläche und Senkung der Oberflächentemperatur.

Von 1964 bis 1965 wurden die Wunden zusätzlich mehrmals täglich mit einem Lokalantibiotikagemisch von Neomycin, Bacitracin und Polymyxin B besprüht. Trotzdem war die Infektionsfrequenz und der Anteil der Infektionen an der Mortalität sehr hoch.

Völlig unkontrollierbar blieben die gram-negativen Infektionen, insbesondere in zunehmendem Maße die durch Ps. aeruginosa.

b) Behandlungsmethoden 1966 — Gentamycin

Im Sommer 1965 kamen nach einer Schlagwetterexplosion 14 schwere Verbrennungen in unsere Behandlung, von denen vier an einer Pseudomonassepsis verstarben. Ein weiterer Patient mit einer schweren Pseudomonassepsis konnte mit Chargen des ersten in Deutschland hergestellten Gentamycins gerettet werden.

Seit 1966 stand uns das Gentamycin auch für eine Lokabehandlung als eine 0,3%ige Sondercharge zur Verfügung. Über die damit erzielten therapeutischen Erfahrungen an größeren Kollektiven verbrannter Patienten haben wir mehrmals berichtet [66, 67, 68, 69, 70].

Trotz der günstigen Erfahrungen, insbesondere bei der Behandlung der Pseudomonasinfektionen, zeigten sich auch hier die Grenzen antibiotischer Therapiemöglichkeiten. In der Tiefe ausgedehnter Verbrennungsnekrosen ließen sich Infektionen weder durch eine parenterale noch lokale Gentamycinanwendung auf die Dauer ausreichend kontrollieren. Weiterhin bestanden berechtigte Bedenken, durch eine lokale Anwendung des Gentamycins über längere Zeiträume resistente Keime gegenüber einem damals unersetzlichen, lebensrettenden Antibioticum heranzuzüchten.

Auf Grund unserer Erfahrungen haben wir deswegen 1968 die Indikation für eine lokale Gentamycintherapie so eingeengt, daß sie von uns nur dann empfohlen wird, wenn empfindliche Pseudomonaserreger auf sauberen, nekrosefreien Wundflächen persistieren und die Keime gegenüber anderen lokalen Chemotherapeutica unempfindlich sind [69].

c) Behandlungsmethoden seit 1967 — Sulfamylonacetat

Seit Ende 1966 stand uns eine neue Substanz in Form des Sulfamylonacetats zur Verfügung. Es handelt sich dabei um das essigsaure Salz des 4-Aminomethylbenzolsulfonamids. Es unterscheidet sich von anderen Sulfonamiden durch eine Methylgruppe, die die Aminogruppe vom Benzolring trennt. Wichtig ist, daß — im Gegensatz zu anderen Sulfonamiden — seine antibakterielle Wirkung durch p-Aminobenzolsäure unbeeinflußt bleibt.

Das Sulfamylonacetat steht als Creme zur Verfügung, die in einer stabilen, hydrophilen Cremegrundlage das essigsaure Salz in einer Konzentration von 11,2% enthält.

In seiner ursprünglichen Form wurde es als Sulfamylonhydrochlorid — chemisch ein salzsaures Salz des 4-Aminomethylbenzolsulfonamids — von amerikanischen Untersuchern tierexperimentell und klinisch bei Verbrennungen erprobt [52, 53, 54, 64].

Bemerkenswerte Ergebnisse dieser Untersuchungen waren ein Rückgang der Mortalität durch Infektionen sowie ein Rückgang positiver Blutkulturen und positiver Wundkulturen.

Hervorragend wirksam erwies es sich nicht nur gegenüber den Pseudomonaseerregern, sondern auch gegenüber den meisten anderen pathogenen Keimen, die sich auf Verbrennungswunden finden.

Besonders wichtig war der Nachweis, daß Sulfamylon die Verbrennungsnekrosen rasch penetriert und auch in der Tiefe derselben noch ausreichende Wirksamkeit entfaltet [76].

Eine derartige Eigenschaft war bisher bei keinem Lokaltherapeuticum für Verbrennungen nachweisbar gewesen.

Als Nebenwirkungen des Sulfamylonhydrochlorids wurden metabolische Acidosen und Hyperchlorämien beobachtet.

Über das von uns als Weiterentwicklung verwendete Sulfamylonacetat lagen 1966 zu Beginn der Erprobung noch keine klinischen Erfahrungen vor.

Über die damit erzielten therapeutischen Ergebnisse haben wir mehrfach berichtet [67, 69, 75, 76, 79].

Die Substanz wird ein- bis zweimal täglich auf die Verbrennungswunden ohne Verbände aufgebracht. Vor der erneuten Anwendung erfolgt jeweils eine Reinigung der Wunden mit isotonischer Kochsalzlösung.

Bei frühzeitigem Beginn dieser Therapie, d.h. bei frischen Verbrennungen konnte die Verwendung des Sulfamylons als echte Chemoprophylaxe angesehen werden, was sich in einem Rückgang der Infektionshäufigkeit bemerkbar machte.

Besonders eindrucksvoll war jedoch die Reduzierung der auf einer Infektion beruhenden Todesfälle.

Zwar ließ sich auch mit Hilfe des Sulfamylons eine Keimbesiedlung großflächiger Verbrennungen nicht vermeiden, doch kommt es unter der Therapie offenbar zu einer ausreichenden Keimzahlreduzierung, die eine fortschreitende Sepsis ausschließt.

Damit werden Möglichkeiten und Grenzen der lokalen Chemotherapie bei Verbrennungen aufgezeigt: ausgedehnte, lebensbedrohliche Verbrennungsflächen lassen sich zwar auf die Dauer nicht steril erhalten, eine entsprechende Verminderung der Keimzahlmengen versetzt aber den Organismus in die Lage, mit Hilfe körpereigener Abwehrkräfte die Infektion zu beherrschen.

d) Behandlungsmethoden seit 1972 – Silbersulfadiazin

Seit dem Sommer 1972 wurde ein weiteres Lokaltherapeuticum einer kontrollierten klinischen Prüfung unterzogen. Es handelte sich dabei um das Silbersulfadiazin, einer Synthese von Silbernitrat und Sulfadiazin, bei dem sich der oligodynamische Effekt des Silbers mit der antibakteriellen Wirkung eines Sulfonamids verbinden soll [29, 34, 89].

Hier ist ebenfalls eine relativ gute antibakterielle Wirkung – insbesondere auch gegenüber Ps. aeruginosa – hervorzuheben.

Vergleichkollektive wiesen bei den mit Silbersulfadiazin behandelten Patienten allerdings eine höhere Infektionshäufigkeit gegenüber den mit Sulfamylon behandelten Patienten auf. Dieses Ergebnis ist wahrscheinlich auf die relativ schlechte Löslichkeit und der damit vergleichsweise geringeren Penetrationsfähigkeit der Substanz zurückzuführen.

Die Anwendung erfolgt ähnlich dem Sulfamylon ein- bis zweimal täglich durch Auftragen auf die Wunden ohne Anwendung von Verbänden.

Das Silbersulfadiazin ist weitgehend frei von Nebenwirkungen, während von uns bei der Sulfamylontherapie allergische Reaktionen, eine Schmerzhaftigkeit bei der Applikation und metabolische Acidosen beobachtet werden.

Von Juni 1972 bis Juni 1973 wurde wegen seiner klinischen Prüfung ausschließlich Silbersulfadiazin für die Lokaltherapie benutzt. Seit diesem Zeitpunkt werden – je nach Wirksamkeit – Silbersulfadiazin und in geringerem Maße auch Sulfamylon verwendet. In wenigen Fällen wurde bei spezieller Indikation Gentamycincreme benutzt.

4. Systemische Anwendung der Antibiotica

Für die systemische Anwendung der Antibiotica bei ausgedehnten Verbrennungen gibt es keine festen Richtlinien. Sie prophylaktisch anzuwenden, wird allgemeine abgelehnt. Eine Ausnahme ist das Penicillin, das von vielen Zentren bis heute, von uns nur bis 1970 routinemäßig in den ersten Behandlungstagen verabreicht wurde, um die von dem Patienten evtl. eingeschleppten hämolysierenden Streptokokken zu eliminieren. Das Auftreten beta-hämolysierender Streptokokken der serologischen Gruppe A und auch der Gruppen C und G macht sich in einer Abteilung für Verbrennungskranke durch rasche Ausbreitung, Zerstörung frischer Hauttransplantate und Umwandlung zweit- in drittgradige Verbrennungen durch Vernichtung verbliebener Dermisreste bemerkbar.

Daß eine systemische Antibioticaanwendung die Keimbesiedelung nicht verhindert und eine einmal eingetretene Infektion des verbrannten Gewebes nicht beeinflußen kann, wurde bereits erwähnt und auf die fehlende Durchblutung der Nekrosen zurückgeführt.

Die Indikation für die systemische Anwendung der Antibiotica ist deswegen vor allem bei einer invasiven Infektion gegeben. Hier ist die Auswahl des richtigen Antibioticums sehr schwierig, da auch wiederholte Blutkulturen meist negative Resultate erbringen, während die klinischen Zeichen der Sepsis persistieren können.

Bei der Entscheidung wird man sich dann von der Keimflora der Verbrennungswunden leiten lassen, wobei häufig Mischinfektionen vorliegen und die daran beteiligten Erreger oft gegenüber sehr unterschiedlichen Antibiotica empfindlich sind. Mit der Einführung des Gentamycins wurde die Therapie der Sepsis Verbrennungskranker sehr viel aussichtsreicher, insbesondere der durch Ps. aeruginosa verursachten.

Weitere wichtige Fortschritte stellten die Einführung des Carbenicillins und der Cephalosporine für unsere Patienten dar.

Mit diesen drei Antibiotica gelang es uns in den letzten Jahren, die meisten von den infizierten Verbrennungswunden ausgehenden hämatogenen Allgemeininfektionen zu beherrschen.

Das zweite bedeutende Anwendungsgebiet sind die häufigen und oft tödlichen Bronchopneumonien. Es ist anzunehmen, daß sich hinter einem erheblichen Anteil dieser Fälle eine maskierte Sepsis verbirgt.

Die Chemoptherapie von Nieren- und Harnwegsinfekten spielt bei den Verbrennungen eine untergeordnete Rolle.

5. Bedeutung der Hauttransplantationen

Ausgedehnte Hautzerstörungen können nur durch Hauttransplantationen zur Ausheilung gebracht und damit auch die Infektionen unter Kontrolle gebracht werden.

Die Entfernung devitaler Hautreste und Schaffung eines gut durchbluteten Wundbettes sind Voraussetzung für die Einheilung der transplantierten Haut.

Die Keimbesiedlung eines solchen Wundgrundes ist an sich kein Hinderungsgrund für die Einheilung. Voraussetzung ist jedoch eine zumindest quantitative Keimzahlreduzierung. Massive Wundinfektionen müssen zwangsläufig zu Heilungsstörungen führen.

Hauttransplantate reduzieren die Keimzahl, wobei dem Transplantat ein antibakterieller Faktor zugesprochen wurde [65, 95]. Sicher spielt auch die Verminderung des Wundexsudates nach der Transplantation eine Rolle, wodurch den Erregern ein Milieu zur Vermehrung entzogen wird. Die bereits zwei Stunden nach der Hauttransplantation nachweisbare Keimzahlreduzierung [21] hat auch zu der Vermutung geführt, daß dieser Effekt eine Funktion des Granulationsgewebes sei. Wahrscheinlich erhalten die körpereigenen Abwehrkräfte durch Schließung der Wunde bessere Chancen.

Eine besondere Rolle spielen die beta-hämolysierenden Streptokokken, da sie frisch transplantierte Haut völlig zerstören können. Ihr Nachweis auf der Verbrennungswunde

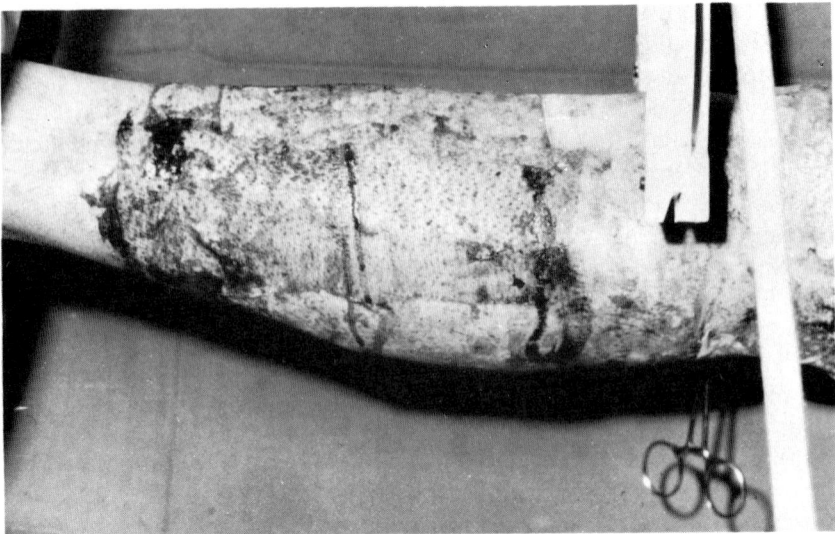

Abb. 7. Temporärer Hautersatz mit tiefgefrorener frischer Schweinehaut

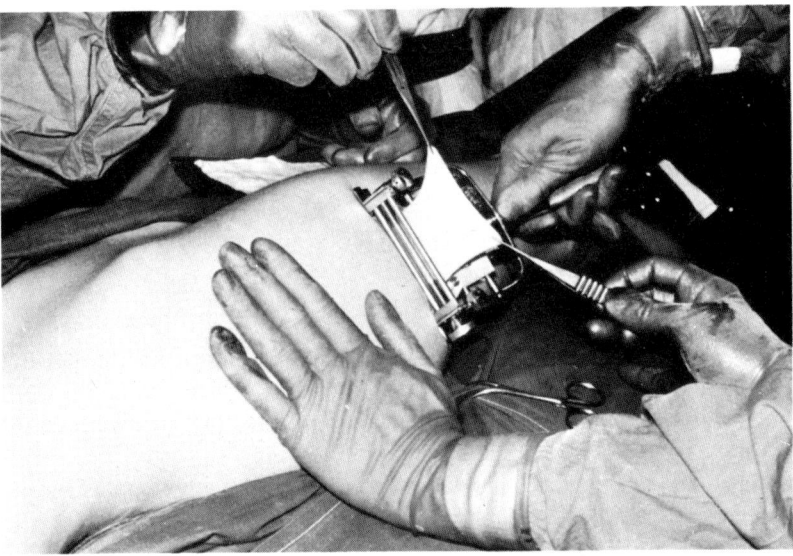

Abb. 8. Entnahme von Hauttransplantaten mit Hilfe des Elektrodermatoms

ist – bis zu ihrer Elimination – eine absolute Kontraindikation für die Vornahme von Hauttransplantationen.

Die Erkenntnis, daß Ausheilung, Überleben und Beseitigung der Infektionen von frühzeitigen Hauttransplantationen abhängen, hat auch bei uns zu einer Aktivierung der chirurgischen Interventionen bei Verbrennungen geführt.

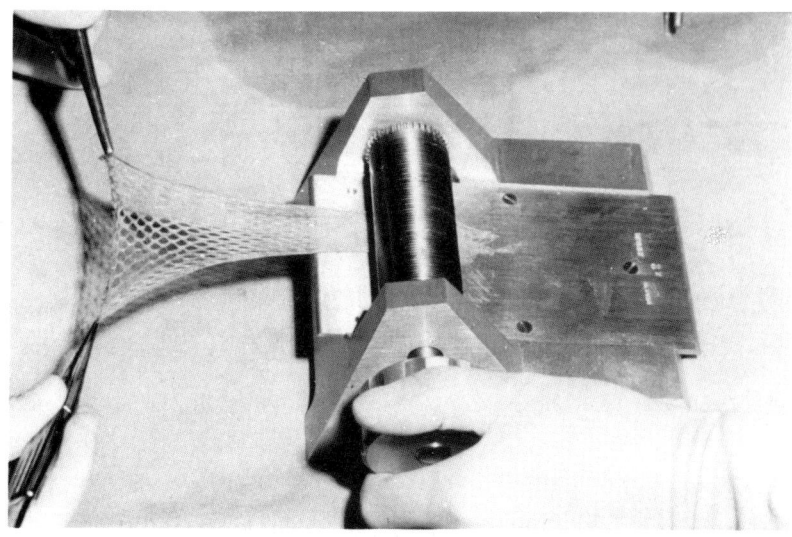

Abb. 9. Gitterförmiges Aufschneiden von Hauttransplantaten mit Hilfe des Meshgraft-Dermatoms. Hier wird eine 3fache Vergrößerung der Fläche des ursprünglichen Transplantates erzielt

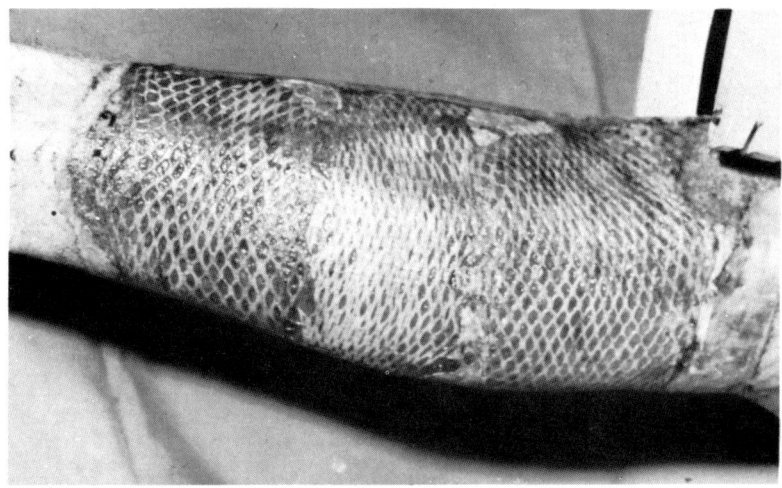

Abb. 10. Zustand unmittelbar nach Meshgraft-Transplantation

Dabei ist durch die Verwendung von Fremdhaut menschlicher Spender und von frischer, tiefgefrorener Schweinehaut als temporärem Hautersatz eine wertvolle Ergänzung der Therapie erfolgt.

Das durch Tanner 1965 eingeführte "meshgraft" Dermatom erlaubte uns ferner das maschenförmige Aufschneiden der Transplantate, die sich dann auf ein Mehrfaches ihrer ursprünglichen Größe ausdehnen lassen und wesentlich größere Flächen abdecken können. Die Zwischenräume der Hautmaschen werden kurzfristig epithelisiert.

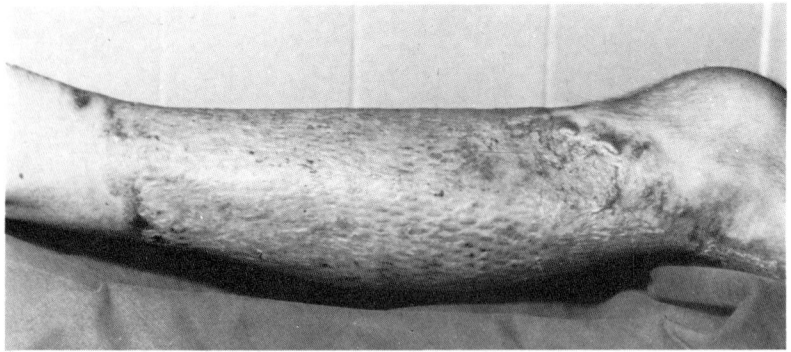

Abb. 11. Epithelisierung der Zwischenräume des Meshgrafts 14 Tage nach Transplantation

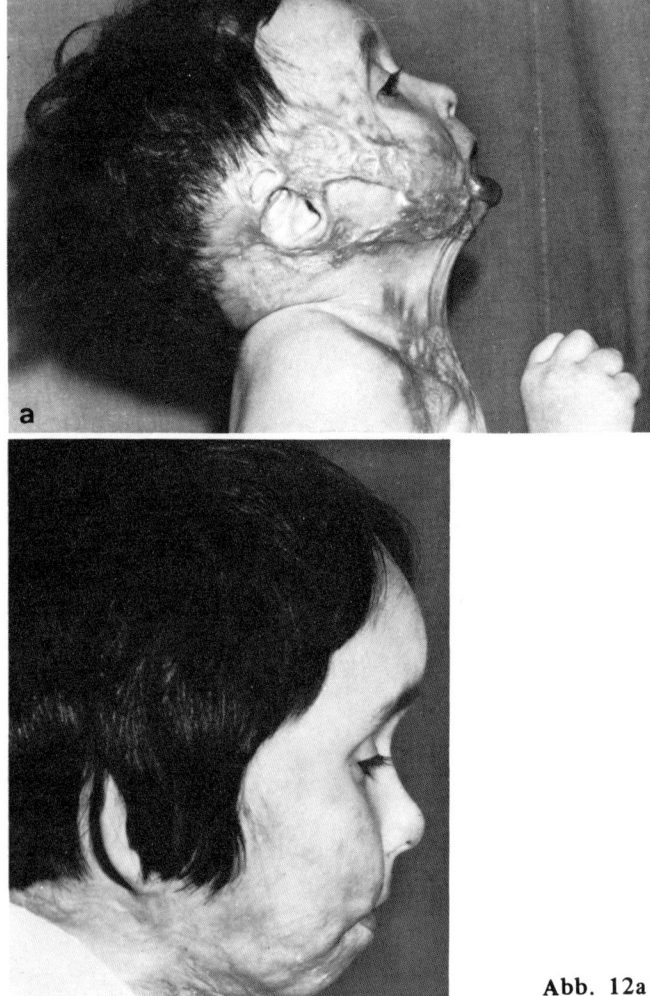

Abb. 12a und b. Verwendung von Haut-transplantaten zur Beseitigung von Nar-benkontrakturen nach Verbrennung

6. Statistische Übersicht 1964-1975

Gesamtzahl der Patienten. Relation vom Verbrennungsausmaß und Alter zur Mortalität

Von 1964 bis 1975 wurden von uns 1.250 Patienten mit Verbrennungen oder anderen thermischen Schäden stationär behandelt (Tabelle 1).

Statistische Angaben über die Gesamtmortalität einer größeren Anzahl von Verbrennungen sind häufiger gemacht worden. Solche Angaben müssen als wertlos bezeichnet werden, da das Todesrisiko entscheidend von dem Verbrennungsausmaß und vom Alter des Patienten abhängt. Ohne Berücksichtigung dieser beiden Faktoren können auch die Mortalitätsziffern verschiedener Kliniken nicht verglichen werden.

Unsere Statistik vermittelt dagegen erstmalig im deutschen Schrifttum eine Aussage über die Mortalität Verbrennungskranker in Relation zu Verbrennungsausmaß und Alter. An diesem großem Kollektiv läßt sich der Anstieg der Mortalität mit Zunahme von Verbrennungsausmaß und Alter beobachten. Bei einem Vergleich mit den Aussagen von Bull und Fisher [74] (Tabelle 2), zur Mortalitätswahrscheinlichkeit, die sich – 1954 veröffentlicht – auf 2.807 Verbrennungen beziehen, lassen sich an unseren Ergebnissen die seit 1954 verbesserten Therapiemöglichkeiten erkennen. Das betrifft vor allem die Verbrennungen in einer kritischen Größenordnung von 50-60%, die mit einer hohen Mortalität belastet sind.

Auf die sehr unterschiedlichen Todesursachen, die die Mortalität sowohl im einzelnen als auch insgesamt beeinflußen, wird hier nicht eingegangen. Wir haben hierzu und zur Prognose der Verbrennungskrankheit früher Stellung genommen [72, 74].

Die hier besonders interessierende Frage, welchen Anteil die Infektionen an den Todesursachen haben, soll in einem weiteren Abschnitt erörtert werden.

Erläuterung der Tabelle 2 von Bull und Fisher zur Mortalitätswahrscheinlichkeit schwerer Verbrennungen

Statistische Angaben zur Mortalität innerhalb größerer Kollektive Verbrennungskranker basieren gegenwärtig auf einer Aufteilung der Patienten in verschiedene Altersgruppen, von denen jede in Untergruppen verschiedenen Verbrennungsausmaßes aufgeteilt wird. Die Mortalitätsrate in jeder Untergruppe wird dann kalkuliert. Wenn der Prozentsatz der Mortalität in jeder Altersgruppe graphisch dem Verbrennungsausmaß gegenübergestellt wird, so entsteht eine Sigmoidkurve. Der Prozentsatz der Mortalität steigt zuerst langsam mit der Zunahme des Verbrennungsausmaßes, dann steil an, und schließlich wieder langsam, wenn er sich der 100%-Mortalität nähert.

Diese Sigmoidkurve besagt einmal, daß bei Patienten mit relativ geringen Verbrennungen eine kleinere Anzahl anfälliger gegenüber Komplikationen ist als andere; zweitens, daß unter Patienten mit ausgedehnten Verbrennungen, bei denen die Mortalität 100% erreicht, einige weniger anfällig sind als die Mehrzahl. Mit anderen Worten, das Sigmoidverhältnis demaskiert statistisch Variationen in Anfälligkeit und Resistenz gegenüber dem Tod unter einer Population von Verbrannten gleichen Alters. Die Ursachen hierfür sind nicht leicht zu bestimmten. Andere Faktoren als Alter und Verbrennungsausmaß müssen dafür verantwortlich sein, wie etwa die Tiefe der Verbrennung, der dem Unfall vorausgehende Gesundheitszustand des Patienten, die Häufigkeit organischer Erkrankungen und der schlecht definierbare Begriff der individuellen Resistenz.

Die statistische Auswertung wurde durch Bull und Fisher (1954) mit Hilfe der Probit-Technik weiterentwickelt. Das Wesentliche dieser Methode war die Umwandlung der Sigmoid-Mortalitätskurve für jede Altersgruppe in eine Anzahl gerader Linien. Die Resultate wurden dann koordiniert, um die Mortalität in jedem beliebigen Alter anzugeben. Es entstand eine Serie von Höhenlinien, die Zonen gleicher Mortalität gegenüber Alter und Ausdehnung der Verbrennung trennten. Jede der Höhenlinien wurde mathematisch von der entsprechenden Probit-Linie abgeleitet. Schließlich entstand eine Tabelle (Tabelle 2), die

Tabelle 1. Behandlungszentrum für Verbrennungskranke, BG- Krankenanstalten "Bergmannsheil", Bochum. Überlebende und Mortalität unter Berücksichtigung von Alter und Verbrennungsausmaß. Der Anteil der Toten ist jeweils in Klammern hinter die Gesamtzahl gesetzt.1964-1975: Gesamtzahl der Fälle: 1.250

Alter in Jahren	Verbrennungsausmaß in % – Anzahl der Fälle						
	0-9%	10-19%	20-29%	30-39%	40-49%	50-59%	60% und mehr
0- 2	22	9	4	3 (1+)	-	1	4 (2+)
3- 9	53	12	12 (1+)	9 (1+)	8 (1+)	2 (2+)	6 (3+)
10-29	240	63 (1+)	36 (3+)	20	16 (5+)	18 (2+)	38 (25+)
30-39	147	39 (1+)	21 (3+)	20 (1+)	11 (4+)	19 (8+)	19 (18+)
40-49	109	25	22 (1+)	14 (3+)	7 (4+)	7 (4+)	8 (7+)
50-59	67	23	14 (1+)	9 (7+)	10 (8+)	3 (3+)	8 (7+)
über 60	33 (1+)	5 (3+)	10 (5+)	9 (7+)	3 (3+)	7 (5+)	5 (5+)
Total	671 (1+)	176 (5+)	119 (14+)	84 (20+)	55 (25+)	57 (24+)	88 (67+)

Tabelle 2. Mortalitätswahrscheinlichkeit bei Verbrennungskranken, unter Berücksichtigung von Alter und Verbrennungsausmaß (0,5 entspricht einer 50%igen Mortalität, und 1,0 bedeutet eine Mortalitätswahrscheinlichkeit von mehr als 95%). (Nach J.P. Bull und A.J. Fisher, Annals of Surgery, 1964)

Verbrannte Körperoberfläche %	Alter in Jahren																
	0 bis 4	5 bis 9	10 bis 14	15 bis 19	20 bis 24	25 bis 29	30 bis 34	35 bis 39	40 bis 44	45 bis 49	50 bis 54	55 bis 59	60 bis 64	65 bis 69	70 bis 74	75 bis 79	80 bis 84
78 oder mehr	1	1	1	1	1	1	1	1	1	1	1	1	1	1	1	1	1
73 bis 77	0,9	0,9	0,9	0,9	0,9	1	1	1	1	1	1	1	1	1	1	1	1
68 bis 72	0,9	0,9	0,9	0,9	0,9	0,9	1	1	1	1	1	1	1	1	1	1	1
63 bis 67	0,8	0,8	0,8	0,8	0,9	0,9	0,9	1	1	1	1	1	1	1	1	1	1
58 bis 62	0,7	0,7	0,7	0,7	0,8	0,8	0,8	0,9	1	1	1	1	1	1	1	1	1
53 bis 57	0,6	0,6	0,6	0,6	0,7	0,7	0,8	0,8	0,9	1	1	1	1	1	1	1	1
48 bis 52	0,5	0,5	0,5	0,5	0,6	0,6	0,7	0,7	0,8	0,9	1	1	1	1	1	1	1
43 bis 47	0,4	0,4	0,4	0,4	0,4	0,5	0,5	0,6	0,7	0,8	0,9	1	1	1	1	1	1
38 bis 42	0,3	0,3	0,3	0,3	0,3	0,4	0,4	0,5	0,6	0,7	0,8	0,9	1	1	1	1	1
33 bis 37	0,2	0,2	0,2	0,2	0,2	0,3	0,3	0,4	0,5	0,6	0,7	0,8	0,9	1	1	1	1
28 bis 32	0,1	0,1	0,1	0,1	0,1	0,2	0,2	0,3	0,4	0,5	0,6	0,7	0,8	0,9	1	1	1
23 bis 27	0,1	0,1	0,1	0,1	0,1	0,1	0,1	0,2	0,2	0,3	0,4	0,5	0,6	0,8	0,9	1	1
18 bis 22	0	0	0	0	0	0	0,1	0,1	0,1	0,2	0,3	0,4	0,5	0,6	0,8	0,9	1
13 bis 17	0	0	0	0	0	0	0	0	0	0	0,1	0,1	0,2	0,4	0,6	0,8	0,9
8 bis 12	0	0	0	0	0	0	0	0	0	0	0	0,1	0,1	0,2	0,4	0,6	0,7
3 bis 7	0	0	0	0	0	0	0	0	0	0	0	0	0	0,1	0,2	0,4	0,5
0 bis 2	0	0	0	0	0	0	0	0	0	0	0	0	0	0,1	0,1	0,2	0,3

den Prozentsatz der Mortalität von Patientengruppen jeder Kombination von Alter und Verbrennungsausmaß anzeigt. Hierbei wird die Mortalität in Bruchteilen ausgedrückt, so daß 0,5 eine 50%ige Mortalität bedeutet. Die Tabelle und ihre Berechnung beruhen auf 2.807 Patienten, die von 1942 bis 1952 im Verbrennungszentrum von Birmingham behandelt worden waren. Der Wert dieser Zahlen wurde soweit ausgedehnt, daß sie die Todeswahrscheinlichkeit bei individuellen Patienten angeben sollen. Wahrscheinlich ist das statthaft für retrospektive statistische Analysen von Patientengruppen, aber der Wert für den einzelnen Patienten ist begrenzt.

Die Anzahl der zu erwartenden Todesfälle in einer Gruppe von Patienten unterschiedlichen Alters und Verbrennungsausmaßes kann berechnet werden durch Addition der individuellen Fraktionen jedes Patienten, die seinem Alter und Verbrennungsausmaß entsprechen. Diese Wahrscheinlichkeitssumme kann mit der Anzahl der tatsächlichen Todesfälle verglichen werden. Wenn die tatsächliche Anzahl signifikant kleiner oder größer als die zu erwartende ist, dann müssen andere Faktoren als Alter und Verbrennungsausmaß dafür verantwortlich sein.

Diese Methode kann benutzt werden, um den Wert einer neuen Therapie abzuschätzen, vorausgesetzt, daß alle anderen Bedingungen unverändert bleiben. Sie ist auch für den Vergleich der Mortalität verschiedener Kliniken oder für verschiedene Zeiträume in derselben Klinik nützlich. Auf der anderen Seite ist sie — wie alle statistischen Methoden — in ihrem Wert durch die Faktoren begrenzt, auf denen sie beruht. Man kann von ihr also keine klinischen oder pathologischen Informationen erwarten.

Es muß auch betont werden, daß die Tabelle 2 keinen Einfluß auf die Behandlung individueller Patienten haben darf. Wenn sich die Mortalitätswahrscheinlichkeit den 100% nähert. so bedeutet es nicht, daß der Patient nicht durch eine aktive Therapie zu retten ist, da er einer der wenigen sein kann, die der Sigmoid-Kurve entsprechend von der Wahrscheinlichkeit der Mehrzahl abweichen.

B. Eigene Untersuchung und Ergebnisse

1. Bakteriologische Untersuchungen der Brandwunden

a) Routineuntersuchungen

1. Bei der Aufnahme des Patienten, Entnahme zahlreicher Wundabstriche aller betroffenen Körperregionen.
2. Nasen-, Rachen- und Rectalabstriche
3. Im weiteren Behandlungsverlauf 2-3 mal wöchentlich weitere Entnahmen von Wundabstrichen, Blutkulturen, Urinkulturen und Untersuchung verwendeter Venenkatheter.

Die Wundabstriche erfolgen mit sterilen Watteträgern, die bei Bedarf mit steriler NaCl-Lösung (Ampullen) angefeuchtet werden. Vor Entnahme der Abstriche ist die restlose Beseitigung aller lokalen Chemotherapeutica erforderlich. Das Untersuchungsmaterial wird innerhalb von 2-3 Std nach der Entnahme im Hygiene-Institut des Ruhrgebietes, Gelsenkirchen, verarbeitet.

b) Methodik

1. Anreicherung: Bebrütung in Traubenzuckerbouillon bei 37°C 16-18 Std.
2. Aussaat mit nachfolgender Bebrütung bei 37°C 16-18 Std auf folgenden festen Nährböden:

a) Blut-Agar — aerobe Bebrütung
b) Endo-Agar — aerobe Bebrütung
c) Clauberg III — aerobe Bebrütung
d) Blut-Agar — biologisches Fortner Verfahren
e) Zeißlers Traubenzucker-Blut-Agar — chemisches Verfahren für anaerobe Bakterien in Gas-Pack Anaerobiertöpfen mit Palladium-Katalysatoren.
3. Differenzierung der Keime.
4. Antibiogramm: Prüfung der Antibioticaempfindlichkeit bzw. Resistenzbestimmung der differenzierten Keime unter Anwendung der Methode nach Kirby-Bauer im Agardiffusionstest auf D S T-Agar (OXOID).

c) Material

In den Jahren 1965-1967 und 1973-1975 wurden bei 583 Patienten 7.607 bakteriologische Untersuchungen der Brandwunden zur Erfassung pathogener Keime durchgeführt.

Von besonderem Interesse war für uns eine Beobachtung der epidemiologischen Situation in einer Abteilung, deren Patienten einem extremen Infektionsrisiko ausgesetzt sind. Dabei waren z.B. Zeitpunkt, Häufigkeit und Art der Erstinfektion und die prozentuale Verteilung verschiedener pathogener Keime von Bedeutung.

Ebenfalls interessierten Beziehungen, die zwischen den Infektionen einerseits und dem Verbrennungsausmaß, dem Alter und der Behandlungsdauer andererseits bestanden.

Schließlich war es für uns wichtig, Anhaltspunkte dafür zu finden, wieweit die in dem langen Beobachtungszeitraum verbesserte Chemotherapie die Ergebnisse möglicherweise beeinflußen konnte.

Es wurden deswegen die verfügbaren Daten bakteriologischer Untersuchungen von drei Jahren aus dem Beginn der Tätigkeit unserer Abteilung (1965-1967) den letzten drei Jahren (1973-1975) zum Vergleich gegenübergestellt.

Während der erste dieser Zeiträume den Beginn neuer Möglichkeiten der Chemotherapie von Verbrennungen umfaßt, stellt der zweite Zeitraum eine in dieser Hinsicht konsolidierte Phase dar, in der keine bedeutsamen Fortschritte der Therapie zu verzeichnen waren.

2. Erreger der Wundinfektion.
Prozentualer Anteil pathogener Keime an allen Wundabstichen (Abb. 13a)

Wichtigste Keime für die Infektion der Brandwunden waren in allen Beobachtungszeiträumen
Staph. aereus (Plasmacoagulase positiv)
Ps. aeruginosa
E. coli
Proteus mirabilis.
Demgegenüber traten andere nachgewiesene Erreger wie
Enterobacter aerogenes
Proteus vulgaris
Klebsiellapneumoniae
Str. faecalis und
beta-haemolysierende Streptokokken
zahlenmäßig in den Hintergrund.

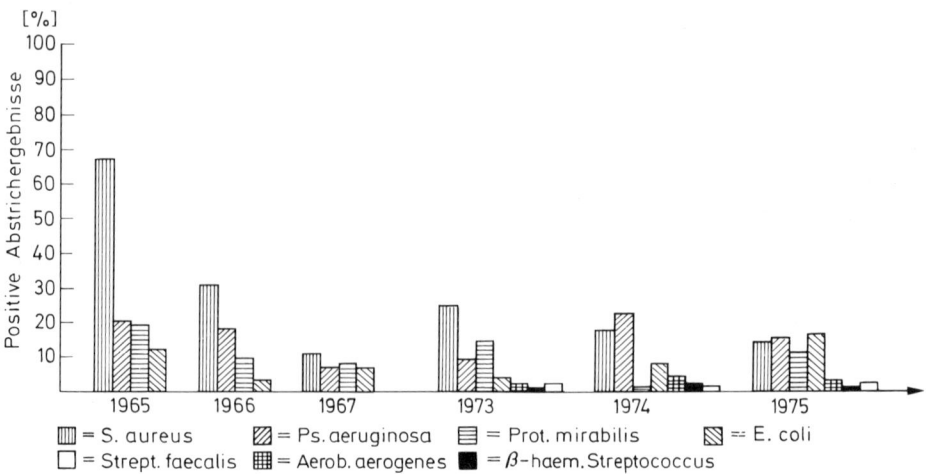

Abb. 13. a Prozentualer Anteil pathogener Keime an allen Abstrichen. Zahlenmäßige Aufschlüsselung s. Tabelle 3

Diese Beobachtung ist insofern von Bedeutung, daß mit der Dominanz der vier erstgenannten Erreger die "klassische" Flora der Brandwunde bei unseren Patienten keine grundlegende Veränderung — wie etwa in den U.S.A. [11, 19, 28, 35, 38, 49, 61, 101] erfahren hat. Als Erklärung dafür könnte die Annahme dienen, daß Antibiotica von uns nur bei spezifischen Komplikationen der Verbrennungskrankheit verwendet wurden.

Bei den zahlenmäßig weniger bedeutsamen Erregern wurden erstmalig im Zeitraum 1973-1975 Enterobacter aerogenes und Strept. faecalis erfaßt, was auf eine zwischenzeitlich weitergehende Differenzierung der Keime bezogen werden kann. Ein besonders pathogener Charakter kam ihnen bei unseren Patienten nicht zu.

Das, wenn auch in geringerer Zahl beobachtete Wiedererscheinen der beta-haemolysierenden Streptokokken (Gruppe A, C und G) im Zeitraum 1973-1975 könnte mit dem Verzicht auf unsere frühere Routine erklärt werden, alle Patienten bei der Aufnahme prophylaktisch einer Penicillintherapie zur Eliminierung evtl. eingeschleppter haemolysierender Streptokokken zu unterziehen.

Ehe das Verhalten der Erreger hinsichtlich ihrer Zu- oder Abnahme in den Beobachtungsperioden analysiert wird, bedarf es einer gesonderten Bewertung des Jahres 1965. Hier findet sich im Vergleich zu den beiden nachfolgenden Jahren ein auffallend hoher prozentualer Anteil pathogener Keime an dem gesamten Untersuchungsmaterial. Obwohl die Gesamtzahl der Untersuchungen gegenüber späteren Jahren geringer war, kann diesem Ergebnis eine Signifikanz beigemessen werden. Im Jahre 1965 erfolgte die Behandlung der Verbrennungskranken noch auf einer offenen Krankenstation ohne Isolierungsmöglichkeiten, Luftentkeimung und strenge Asepsis, wie sie in dem 1966 in Betrieb genommenen speziellen Behandlungstrakt möglich wurde.

1966 und 1967 zeigen gegenüber 1965 eine auffallende Abnahme pathogener Keime. Ihr prozentualer Anteil am gesamten Untersuchungsmaterial sank von 1965-1967 bei

Staph. aureus von 66,3% auf 12,1%
Ps. aeruginosa von 20,2% auf 7,6%
Proteus von 20,0% auf 8,7%
E. coli von 12,3% auf 7,6%

Tabelle 3 (zu Abb. 13a). Prozentualer Anteil pathogener Keime an allen Wundabstrichen

	S. aureus	Ps. aerug.	E. coli	Prot. mirab.	Prot. vulg.	Enterob. aerog.	Klebs. pneumon.	S. faecal	beta-häm. Strept.	ohne Bef.	Summe der Abstr.
1965	312	95	58	94						90	470
% =	66,3	20,2	12,3	20,0						19,1	100,0
1966	257	151	29	77						383	830
% =	31,0	18,2	3,5	9,3						46,1	100,0
1967	157	98	96	113						597	1293
% =	12,1	7,6	7,6	8,7						46,2	100,0
1973	332	139	76	198	-	42	-	40	7	566	1306
% =	25,42	10,64	5,82	15,16	-	3,22	-	3,06	0,54	43,34	100,0
1974	261	340	130	35	1	59	-	33	38	624	1383
% =	18,87	24,58	9,40	2,53	0,07	4,27	-	2,39	2,75	45,12	100,0
1975	357	388	421	280	24	73	8	63	29	796	2225
% =	16,04	17,44	18,92	12,58	1,08	3,28	0,36	2,83	1,30	35,78	100,0

Es wurde nur *ein* Abstrich gezählt, auch wenn mehrere pathogene Keime gleichzeitig auftraten.

Zu diesem auffallenden Rückgang in der Infektionshäufigkeit haben neben den verbesserten äußeren Milieubedingungen zur Bekämpfung des Hospitalismus sicher auch die seit 1966 besonders wirksamen Fortschritte in der Chemotherapie beigetragen, wie das Gentamycin und das Sulfamylonacetat.

Das Untersuchungsmaterial des zweiten großen Beobachtungszeitraumes 1973-1975 zeigte im Vergleich dazu eine wesentlich andere Entwicklung. Zunächst fällt bereits 1973 eine allgemeine Zunahme der Infektionshäufigkeit auf, die als Folge einer langjährig unveränderten und durch keine wesentlich neuen Substanzen bereicherte Chemotherapie erklärbar sind. Gleichzeitig treten neue Erreger in Erscheinung, wenn auch zunächst noch mit einer geringen prozentualen Beteiligung.

1974 und 1975 kommt es dann zu einem erheblichen Anstieg gram-negativer Infektionen, insbesondere durch Ps. aeruginosa und E. coli. Einen absoluten Höchststand erreicht Ps. aeruginosa im Jahre 1974 mit einem Anteil von 24,5% aller isolierten Keime und wird damit zu dem am häufigsten nachweisbaren Erreger. 1975 setzt sich E. coli sprunghaft an die Spitze mit 18,9% aller Keime (1973 noch 5,8%), gefolgt von Ps. aeruginosa mit 17,4%.

Im Gegensatz dazu sinkt der Anteil des Staph. aureus linear mit jedem Jahr ab. Damit wird offenbar ein Rollentausch zwischen gram-positiven und gram-negativen Erregern nachvollzogen, der von anderen Untersuchern zunehmend bereits seit etwa 20 Jahren beobachtet wurde [25, 26, 37, 39, 50, 88, 98].

In Abb. 13b erfolgt eine zusammenfassende Gegenüberstellung der prozentualen Anteile pathogener Keime unseres Untersuchungsmaterials in den Zeiträumen 1965-1967 und 1973-1975.

3. Häufigkeit und Art der Erstinfektionen bei allen Patienten mit frischen Verbrennungen (Abb. 14)

Als Erstinfektion wird hier die jeweils erstmalige Isolierung pathogener Keime auf den frischen Brandwunden der Patienten bezeichnet. Dabei interessierte die Art der Erreger und die Häufigkeit, mit der unsere Patienten insgesamt davon betroffen waren.

Der am häufigsten isolierte pathogene Keim war in jedem der Beobachtungsjahre Staph. aureus. Aus dieser Führungsrolle ließ er sich bei der Erstinfektion auch nicht in dem Beobachtungszeitraum 1973-1975 durch gram-negative Erreger verdrängen, sondern betraf hier konstant in jedem Jahr mehr als 70% aller Patienten.

In diesem Zeitraum (1973-1975) kam es jedoch auch zu einer erheblichen Zunahme der Erstinfektion durch gram-negative Erreger, und 1975 waren mehr als 70% aller Patienten bei der Erstinfektion sowohl von Staph. aureus als auch E. coli betroffen.

Daß bei dieser sogenannten Erstinfektion vorwiegend Staph. aureus und E. coli nachgewiesen wurden, läßt sich wahrscheinlich mit ihrer Rolle erklären, die sie bei der Selbstkontamination der Verbrennungswunde durch die cutane und faecale Flora spielen.

4. Zeitpunkt, Art und Häufigkeit der Erstinfektion bei Verbrennungen von mehr als 10% der Körperoberfläche (Abb. 15)

Bei der Erstinfektion interessierten neben der Art der daran beteiligten pathogenen Keime und der Zahl der davon betroffenen Patienten vor allem auch der *Zeitpunkt* des Eintritts

Tabelle 11. Blutkulturen bei Verbrennungskranken und Todesfälle mit Sepsis

	1965-1967 Blutkulturen	Patienten	1973-1975 Blutkulturen	Patienten
Gesamtzahl:	281		173	
Davon positiv	46	30	23	10
Staph. aureus	23	13	11	4
Davon Sterbefälle		8		2
Ps. aeruginosa	13	11	3	2
Davon Sterbefälle		9		-
E. coli	5	3	4	2
Davon Sterbefälle		-		-
Proteus	3	2	2	1
Davon Sterbefälle		-		-
Candida albicans	2	1	3	1
Davon Sterbefälle		1		-
Sterbefälle insgesamt		18		2

Tabelle 12

	1965-1967	1973-1976
Gesamtzahl der Todesfälle	45	31
Davon nachweislich an einer Sepsis	18	2

Im Gegensatz dazu fanden sich bei den Fällen einer Staph. aureus-Sepsis häufiger positive Blutkulturen, besonders preamortal und parallel dazu auch metastatische Herde bei der Obduktion.

Sicher ist auch die in den letzten zehn Jahren wesentlich verbesserte Chemotherapie ein Hauptgrund für den relativ seltenen Nachweis der verschiedensten Erreger im Blut, die für den Tod einer Verbrennung verantwortlich sein können.

Nicht zuletzt werden die Ergebnisse von der Sorgfältigkeit der Technik bei der Gewinnung und Verarbeitung des Untersuchungsmaterials und der Systematik der Suche nach den Erregern abhängen.

Bei einem Vergleich der beiden Zeiträume fällt 1965-1967 eine erheblich höhere Zahl von positiven Blutkulturen und Todesfällen durch eine Sepsis auf, an denen ursächlich gramnegative Erreger gleichmäßig beteiligt waren. Von 30 Patienten, bei denen ein Nachweis solcher Erreger im Blut gelang, verstarben 18.

Im Gegensatz dazu waren 1973-1975 die Zahlen der positiven Blutkulturen und die der Patienten mit einer nachweisbaren Sepsis wesentlich geringer. Von 10 Patienten mit positiven Blutkulturen verstarben nur 2. In beiden Fällen handelte es sich um Staph. aureus.

Im Zeitraum 1965-1967 konnte in 6 Fällen die Diagnose einer Sepsis bei der Obduktion bestätigt werden, während 1973-1975 in keinem der obduzierten Fälle eine Sepsis nachweisbar war.

Mit Wahrscheinlichkeit muß eine weitere Zahl der Todesfälle auf eine Infektion zurückgeführt werden, da zahlreiche Patienten, vor allem mit ausgedehnten Verbrennungen, in ihrem Behandlungsverlauf zumindest vorübergehend das klinische Bild einer Sepsis boten, ohne daß ein objektiver Nachweis gelang.

Insgesamt darf aber der auffallende Rückgang infektionsbedingter Todesfälle sicher als ein Erfolg der lokalen und systemischen Chemotherapie — in Verbindung mit der Intensivierung chirurgischer Maßnahmen — interpretiert werden. Da bei unseren Patienten quantitative Keimzahlbestimmungen fehlen, kann es nur als Hypothese gelten, daß die verbesserte Chemotherapie zwar Infektionen der Brandwunden nicht verhindert, die Zahl der Erreger jedoch soweit reduzieren konnte, daß mit Hilfe körpereigener Abwehrmechanismen eine Sepsis in den meisten Fällen nicht zustande kam.

III. Diskussion

Bei den Verbrennungen reicht das Spektrum der Infektionen von einer Besiedelung der Brandwunde durch Bakterien geringer Pathogenität bis zur invasiven Infektion mit tödlichem Ausgang.

Die mehr als 8.000 bakteriologischen Untersuchungen unseres Patientenkollektivs vermitteln ein Bild der Keimflora ihrer Brandwunden und des Blutes im Ablauf der Verbrennungskrankheit und unter dem Einfluß der Chemotherapie.

Für eine fortgesetzte bakteriologische Überwachung der Brandwunden gibt es u.a. folgende Gründe:

1. Die Notwendigkeit einer Kontrolle der epidemiologischen Gesamtsituation in einer Abteilung, deren Patienten durch großflächige Hautverluste besonders infektionsgefährdet sind und die durch ihre Polytraumatisierung eine erhebliche Reduzierung ihrer biologischen Abwehrkräfte erlitten haben. Dazu gehört auch die bakteriologische Überwachung der Umgebung des Verbrannten, um unerkannte Infektionsquellen zu beseitigen.

2. Die Erfassung pathogener Keime als Voraussetzung für eine sinnvolle Chemotherapie. Auch bei der systemischen Anwendung von Antibiotica bei der Bekämpfung hämatogener Allgemeininfektionen sind wir überwiegend auf die Untersuchungen der Wundkeimflora und die Resistenzbestimmungen ihrer Erreger angewiesen, da die Ergebnisse der Blutkulturen meist negativ sind oder die Resultate auf Grund der langwierigen Untersuchungstechniken für die Therapie zu spät vorliegen. Da die hämatogene Allgemeininfektion im allgemeinen von der infizierten Brandwunde ihren Ausgang nimmt, sind die dort identifizierten Erreger und die dafür empfindlichen Antibiotica oft einzige Grundlage für eine systemische Chemotherapie.

3. Die Effektivitätskontrolle der lokalen Chemotherapie. Insbesondere die Ergebnisse von Langzeitstudien an großen Patientenkollektiven können Anlaß sein, nach neuen Wirkstoffen zu suchen.

4. Die Erfassung neuartiger Erreger, wie die in den U.S.A. beobachteten Pilz- und Virusinfektionen der Brandwunde. Die Notwendigkeit einer frühzeitigen Identifizierung derartiger pathogener Keime ist Voraussetzung für eine wirksame Therapie und kann zur Erweiterung des bakteriologischen Untersuchungsspektrums Anlaß geben.

5. Die Identifizierung bestimmter Erreger, die den Erfolg von Hauttransplantationen in Frage stellen.

Bei der Darstellung der Ergebnisse unserer eigenen Untersuchungen wurde bereits in den vorausgegangenen einzelnen Abschnitten der Versuch ihrer Interpretation unternommen. Besondere Bedeutung kommt dabei dem erheblichen Rückgang der Infektionen zu, der 1966 mit dem Beginn der Behandlung der Verbrannten in einem speziellen Isolationstrakt zu verzeichnen war. Durch ein Maximum aseptischer Behandlungstechnik, Luftentkeimung und Desinfektion wurde eine wichtige Verbesserung des Umweltmilieus des Verbrannten erreicht und damit eine entsprechende Eindämmung des Hospitalismus. Die damit erzielte Verbesserung der Heilungs- und Überlebensaussichten Schwerverbrannter bestätigt und berechtigt die Forderung nach der Einrichtung spezieller Behandlungszentren, deren technische Ausrüstung den besonderen Risiken der Hospitalinfektion gerecht wird.

Einschränkend muß jedoch darauf hingewiesen werden, daß die darin eingeschlossenen Maßnahmen kein lückenloses Netz darstellen.

Von Thewes wurde 1971 über eingehende Umgebungsuntersuchungen in unserer Abteilung berichtet, die eine Reihe von Infektionsquellen aufdecken [100]. Dabei waren als pathogene Keime Staph. aureus für die trockene und Ps. aeruginosa für die feuchte Umgebung bestimmend. Eine Kontamination zahlreicher Luftplatten mit Staph. aureus machte auf die Risiken der Keimübertragung auf dem Luftwege aufmerksam, und die Isolierung von Pseudomonaskeimen aus verschiedenen Feuchtigkeitsreservoirs führte zur Verbesserung spezieller Desinfektionsmaßnahmen. Wie problemtisch gerade die Pseudomonaskeime sind, zeigte sich u.a. daran, daß diese in neu installierten Abflüßen der Abteilung bereits vor Aufnahme des Betriebes nachgewiesen wurden.

Kontaktketten, bei denen die Erreger durch das Pflegepersonal übertragen wurden, konnten ebenfalls erfaßt werden. Hier erwies sich, wie wichtig die Disziplin bei der Einhaltung aseptischer Pflegemaßnahmen ist, die durch Nachlässigkeit einer Einzelperson gesprengt werden können.

Durch regelmäßige Umgebungsuntersuchungen — unter Einschluß der Klimaanlage — und Luftkeimzahlbestimmungen wurden im Laufe der Jahre die aus dem Umweltmilieu stammenden Infektionsquellen soweit eingeengt, wie es unter den gegebenen Bedingungen möglich war.

Eine Überbelegung der Abteilung, die zu einem Verlassen strenger Isolationstechnik, Überbeanspruchung des Pflegepersonals und daraus resultierenden Lücken in den aseptischen Arbeitsmethoden führten, waren stets mit einem sprunghaften Anstieg der Infektionshäufigkeit verbunden.

Auf eine Darstellung der bakteriologischen Umgebungsuntersuchungen wurde verzichtet, da wegen einer fehlenden Typisierung der isolierten Stämme keine direkte Relation zu der Keimbesiedelung der Brandwunden nachweisbar war.

Zellner konnte durch umfangreiche Serotypisierungen die Hydrotherapieanlage seiner Brandverletztenabteilung als Quelle zahlreicher Pseudomonasinfektionen identifizieren und ausschalten, was den Wert derartiger Untersuchungen unterstreicht [106].

Wir selbst konnten nur auf Grund der bakteriologischen Befunde unserer Patienten und der Umgebungsuntersuchungen ähnliche Zusammenhänge vermuten.

Da täglich mehrere Patienten die Hydrotherapie bei der Wundtoilette passieren, war diese offenbar zum Umschlagsplatz für Infektionen geworden. Es wurde daraufhin auf ihre weitere Benutzung verzichtet, was sich in einem auffallenden Rückgang der Pseudomonasinfektionen bemerkbar machte.

Die Konzentration von Schwerverbrannten in einer speziellen Institution ist gleichbedeutend mit der Sammlung von Infektionsquellen einer enormen Größenordnung.

Die besonderen Gegebenheiten des Brandverletzten und der Verlauf seiner Therapie über einen Zeitraum von Wochen lassen es nicht zu, allein durch technische Einrichtungen die Infektionsmöglichkeiten vom äußeren Milieu her völlig auszuschalten. Durch maximale Anstrengungen bei der Bekämpfung des Hospitalismus lassen sich jedoch die Risiken der Keimverschleppung auf ein überschaubares Maß einschränken und unter Kontrolle halten.

Der seit 1967 — im Vergleich zu früheren Jahren — weitere Rückgang der Infektionen bei Patienten ist auf neuartige Möglichkeiten der lokalen und systemischen Chemotherapie zurückzuführen. Besonders eindrucksvoll waren die Ergebnisse bei den gram-negativen Infektionen, denen man bis dahin hilflos gegenüberstand. Die vorher stets tödlich verlaufenden Allgemeininfektionen durch Ps. aeruginosa konnten jetzt erstmalig erfolgreich behandelt und damit die infektionsbedingten Todesfälle insgesamt wesentlich reduziert werden. Der

Wert der verbesserten lokalen Chemotherapie ist darin zu sehen, daß mit ihrer Hilfe die Infektion auf ein örtliches Geschehen beschränkt werden konnte. Dafür ist offenbar eine quantitative Keimzahlreduzierung ausreichend, eine vollständige und kaum erreichbare Keimfreiheit der Wundflächen jedoch nicht erforderlich.

In den Fällen, bei denen es zu einem Durchbruch dieser lokalen Barriere und einer invasiven Infektion kam, gelang es jetzt in den meisten Fällen, sie durch die systemische Chemotherapie zu beherrschen.

Die aus dem Zeitraum 1973-1975 vorliegenden bakteriologischen Untersuchungen der Brandwunden lassen gegenüber 1965-1967 eine Zunahme der Infektionen erkennen. Diese Beobachtung muß als natürlicher Abnutzungseffekt der lokalen Chemotherapie angesehen werden, die in der Zwischenzeit durch keine wesentlich neuen Substanzen bereichert wurde. Die Bakterienflora der Brandwunde erfuhr jedoch zwischenzeitlich keine bedeutende Veränderung. Die in anderen Verbrennungszentren zunehmenden Probleminfektionen mit Klebsiellen, Hefen, Pilzen oder pathogen gewordenen Saprophyten, wie Serratia marcescens wurden nicht beobachtet. Wir führen dieses darauf zurück, daß von uns grundsätzlich keine Antibiotica lokal und systemisch nur gezielt bei Komplikationen im Ablauf der Verbrennungskrankheit — also nicht zur Behandlung der Brandwunde selbst — angewendet wurden. Der Wert einer sparsamen Anwendung von Antibiotica läßt sich vielleicht daran erkennen, daß bei uns trotz 10jährigem Einsatz des Gentamycins keine nennenswerten Resistenzsteigerungen — mit Ausnahme von Proteus mirabilis — zu verzeichnen waren.

Ein Nachweis für diese Vermutung kann jedoch wegen fehlender Serotypisierung nicht erbracht werden.

Der Selektionsdruck, der in anderen Verbrennungszentren schon vor mehr als einem Jahrzehnt zu einem Überwiegen gram-negativer Infektionen führte, hat inzwischen bei unseren Patienten zwar eine Zunahme vor allem der Pseudomonas- und Coliinfektion bewirkt, trotzdem blieb Staph. aureus noch immer der am häufigsten isolierte Erreger.

Der Wert der systemischen Chemotherapie muß — bei einem erweiterten Spektrum verfügbarer Substanzen — als unverändert hoch angesehen werden. Berücksichtigt man allein die Ergebnisse positiver Blutkulturen als Beweis einer Sepsis, so verstarben 1973-1975 nur 2 der davon betroffenen Patienten, während es 1965-1967 noch 18 Patienten waren. Diese Zahlen erhöhen sich wahrscheinlich noch durch jene Fälle, bei denen die klinische Sepsis nicht durch einen Nachweis der Erreger im Blut objektiviert werden konnte. Trotzdem muß der systemischen Chemotherapie bei der Behandlung der Verbrennungskrankheit eine hervorragende Rolle zuerkannt werden. Mit ihrer Hilfe konnten die Infektionen aus ihren früheren Rolle als häufigste Todesursache weitgehend verdrängt werden.

Da in dem Beobachtungszeitraum 1973-1975 auch die durchschnittliche Behandlungsdauer deutlich reduziert wurde, kann daraus gefolgert werden, daß die optische Zunahme der Infektionshäufigkeit den Heilungsverlauf nicht negativ beeinflußen konnte. Hierzu kommt in diesem Zeitraum die Intensivierung chirurgischer Maßnahmen, die als Ziel den möglichst raschen Verschluß der Brandwunden durch Hauttransplantate haben. Da die Keimbesiedelung fortbesteht, solange Hautdefekte verbleiben, kann erst der definitive Verschluß durch Transplantationen diesem Zustand ein Ende setzen. Vor allem die lokale Chemotherapie schafft aber die Voraussetzung für ein ungestörtes Einheilen der transplantierten Haut.

Damit zeigt sich aber auch, daß der bakteriologische Nachweis von Erregern auf der Brandwunde noch keine Aussage über ihre Pathogenität und den Charakter der Infektion erlaubt. Noch weniger erfahren wir damit über seine Auswirkungen auf den Organismus und seine immunologischen Abwehrreaktionen.

Die vorliegenden Untersuchungsergebnisse vermitteln somit ein Bild der gegenwärtigen Situation Verbrennungskranker bezüglich ihrer Infektionen und der Möglichkeiten, diese zu bekämpfen:

technischer und pflegerischer Aufwand zur Schaffung eines keimarmen Umweltmilieus, chirurgische Maßnahmen zur Beseitigung von Infektionsquellen, die die Brandwunde beherbergen
und eine Chemotherapie für die zu erwartende oder etablierte Infektion.

Die Summe dieser Maßnahmen kann zwar eine Infektion der Brandwunden nicht verhindern, erlaubt aber in den meisten Fällen eine Lokalisierung dieses Geschehens, mit dem sich die körpereigenen Abwehrkräfte erfolgreich auseinandersetzen können. Auch in den Fällen, wo es zu einer generalisierten Infektion kommt, vermag die Chemotherapie gegenwärtig das Gleichgewicht der Kräfte meist zugunsten der körpereigenen Abwehrmechanismen zu verschieben.

Bei den Fällen, wo dieses nicht gelingt, werden die Grenzen der gegenwärtigen Behandlungsmöglichkeiten erkennbar. Grundsätzliche Verbesserungen sind allein von einer ständigen Erweiterung des Spektrums der Chemotherapie nicht zu erwarten. Auch unter Berücksichtigung des großen Wertes, der ihr bei der Behandlung Verbrennungskranker zukommt, darf nicht vergessen werden, daß der tödliche Verlauf hierbei auftretender Infektionen primär auf einem Versagen der körpereigenen Abwehr und nicht auf dem der Chemotherapie beruht.

Die Erkenntnis, daß extensive Verbrennungen zu einer Immunosupression führen [91], hat der Suche nach verbesserten Behandlungsmöglichkeiten schwerer Infektionen in den letzten Jahren eine neue Richtung gegeben. Dabei konzentrierte sich das Interesse bisher vornehmlich auf die Pseudomonassepsis, die durch den Einsatz polyvalenter Pseudomonasvaccine und Hyperimmunglobuline günstig beeinflußt werden konnte [2, 3, 22, 106, 107, 108].

Welche Bedeutung einem spezifischen Verbrennungstoxin und der Schutzwirkung eines entsprechenden Antitoxinserums zukommt, bedarf noch der weiteren Prüfung [93].

Wichtigste Aufgabe wird es zunächst sein, die durch die Verbrennungskrankheit ausgelösten immunologischen Vorgänge weiter zu erforschen, über die wir bisher nur unvollständige Kenntnisse besitzen. Nur aus dieser Richtung sind grundsätzliche Fortschritte in der Infektabwehr bei Brandverletzten zu erwarten.

IV. Schlußbemerkung

Herrn Professor Primavesi, Direktor des Hygiene-Institutes des Ruhrgebietes, Gelsenkirchen, danke ich an dieser Stelle für eine 11jährige Zusammenarbeit bei der Bekämpfung des Hospitalismus und der Infektionen Brandverletzter.

Unsere bakteriologischen Untersuchungen der Jahre 1965 bis 1967 standen Herrn Dr. med. Heiko Thewes, Medizinische Klinik der Krankenanstalten "Bergmannsheil", Bochum, für seine Inanguraldissertation zur Vergügung (s. Literaturverzeichnis).

Ihre Auswertung entsprach meinen Anregungen. Die dabei zusammengestellten Daten wurden von mir nochmals überarbeitet und z.T. in dieser Schrift mitverwendet.

V. Literatur

1. Aldrich, R.H.: Role of infection in burns. Theory and treatment with special reference to gentian violet. New Engl. J. Med. *208*, 299 (1935)
2. Alexander, J.W., Fisher, M.W.: Immunological determinants of Pseudomonas infections of man accompanying severe burn injury. J. Trauma *10*, 565 (1970)
3. Alexander, J.W., Fisher, M.W., MacMillan, B.G.: Immunological control of Pseudomonas infection in burn patients: a clinical evaluation. Arch. Surg. *102*, 31 (1971)
4. Altemeier, W.A., MacMillan, B.G.: The dynamics of infection in burns. In: Burns (Ed. Artz, C.P.), p. 203-211. Washington: Amer. Inst. Biological Sciences; Oxford: Blackwell Scientific Publications 1962
5. Altemeier, W.A., MacMillian, B.G., Hill, E.O.: The rationale of specific antibiotic therapy in the management of major burns. Surgery *52*, 240 (1962)
6. Artz, C.P., Moncrief, J.A.: The treatment of burns, 2nd ed., p. 50-51, Philadelphia: Saunders 1969
7. Ashworth, C.T., Kregel, L.A.: Changes in body water partition and extracellular electrolytes in shock. Arch. Surg. *44*, 829 (1942)
8. Ayliffe, G.A.J., Lowbury, E.J.L., Roe, E.: Transferable carbenicillin resistance in Pseudomonas aeruginosa. Nature New Biology *235*, 141 (1972)
9. Brentano, L., Moyer, C.A., Gravens, D.L., Monafo, W.W. Jr.: Bacteriology of large human burns treated with silver nitrate. Arch. Surg. *93*, 456 (1966)
10. Brentano, L., Gravens, D.L.: A method for the quantitation of bacteria in burn wounds. Appl. Microbiol. *15*, 670 (1967)
11. Bruck, H.M., Nash, G., Foley, F.D., Pruitt, B.A. Jr.: Opportunistic fungal infection of burn wound with Phycomycetes and Aspergillus. Arch. Surg. *102*, 476 (1971)
12. Bull, J.P., Jackson, D.M.: Treatment of burns. I. and II. Brit. Med. J. *1952 I*, 1010
13. Clarkson, J.G., Ward, C.G., Polk, H.C. Jr.: Quantitative bacteriologic study of the burn wound surface. Surg. Forum *18*, 506 (1967)
14. Cope, O., Moore, F.D.: Redistribution of body water and fluid therapy of burned patient. Ann. Surg. *126*, 1010 (1947)
15. Cope, O., Moore, F.D.: Study of capillary permeability in experimental burns and burn shock using radioactive dyes in blood and lymph. J. clin. Invest. *23*, 241 (1944)
16. Copeland, W.P.: The treatment of burns. Med. Rec. *31*, 518 (1887)
17. Cruickshank, R.: The bacterial infection of burns. J. Path. Bact. *41*, 367 (1935)
18. Davis, B., Lilly, H.A., Lowbury, E.J.L.: Gram-negative bacilli in burns. J. clin. Path. *22*, 634 (1969)
19. Dennis, D.L., Peterson, C.G., Fletcher, W.S.: Candida septicemia in the severely traumatized patient. J. Trauma *8*, 177 (1968)
20. Douglas, J.: Recovery of known numbers of micro-organisms from surfaces by swabbing. Lab. Pract. *17*, 1336 (1971)
21. Eade, G.G.: The relationship between granulation tissue, bacteria, and skin grafts in burned patients. Plast. Reconstr. Surg. *22*, 42 (1958)
22. Feller, I., Pierson, C.: Pseudomonas Vaccine and Hyperimmune Plasma for burned Patients. In: Verbrennungskrankheit (Ed. Müller, F.E.), S. 155-161. Stuttgart-New York: Schattauer 1969
23. Feller, I.: Planning and Designing a Burn Care Facility. Published by the Institute for Burn medicine, Ann Arbor, U.S.A. 1975
24. Fine, J. et al.: Traumatic shocks: an experimental study including evidence against the capillary leakage hypothesis. Ann. Surg. *118*, 238 (1943)
25. Finland, M.: Treatment of pneumonia and other serious infections. New Engl. Med. *263*, 207 (1960)

54

26. Finland, M., Jones, W.F. Jr., Barnes, M.W.: Occurence of serious infections since introduction of antibacterial agents. J. Amer. med. Ass. *170*, 2188 (1959)
27. Flory, W.: Macrodex bei Verbrennungen. Therap. Gegenw. *91*, 209 (1952)
28. Foley, F.D., Greenawald, K.A., Nash, G., Pruitt, B.A. Jr.: Herpesvirus infection in burned patients. New Engl. J. Med. *282*, 652 (1970)
29. Fox, C.L. Jr., Rappole, B.W., Standford, W.: Control of Pseudomonas infection in burns by silver sulfadiazine. Surg. Gynec. Obstet. *128*, 1021 (1969)
30. Gelin, L.E.: Macrodex and Oxygen in the primary treatment of extensive burns. Chir. scand. (Stockh.) *103*, 351 (1952)
31. Georgiade, N., Lucas, M., Georgiade, R., Garrett, W.: The use of a new potent topical antibacterial agent for the control of infection in the burn wound. Plast. Reconstr. Surg. *39*, 349 (1967)
32. Georgiade, N.G., Lucas, M.C., Osterhout, S.: A comparison of methods for the quantitation of bacteria in burn wounds. Amer. J. clin. Pathol. *53*, 40 (1970)
33. Grau, H.R.: Gentamicin therapy for pseudomonas control in a 50% 3rd degree burn. Sixth Interscience Conference on Antimicrobial Agents and Chemotherapy; Philadelphia 1966
34. Grossmann, A.R.: Silver sulfadiazine in the management of burns. Amer. Family Phys. *1*, 69 (1970)
35. Hart, P.D., Russell, E. Jr., Remington, J.S.: The compromised host and infection. II. Deep fungal infection. J. infect. Dis. *20*, 169 (1969)
36. Hartmann, F.: Versuche über die Ausnützung intravenös gegebenen Humanalbumins. Dtsch. med. Wschr. *77*, 801 (1952)
37. Heggie, R.M., Gerard, E.A., Heggie, J.F.: Superficial granulating areas treated with antiseptic emulsions. Lancet *1942I*, 347
38. Henjyoji, E.Y., Whitson, T.C., Ohashi, D.K., Allen, B.D.: Bacteremia due to Serratia marcescens. J. Trauma *11*, 417 (1971)
39. Jackson, D.J., Lowbury, E.J.L., Topley, E.: Pseudomonas pyocyanea in burns. Its role as a pathogen, and the value of local polymyxin therapy. Lancet *1951II*, 137
40. Könn, G., Brandt, J.: Über die Todesursachen bei der Verbrennungskrankheit. Mschr. Unfallheilk. *77*, 530 (1974)
41. Könn, G., Höner, M., Müller, F.E.: Die Bedeutung der hämatogenen Allgemeininfektion bei der Verbrennungskrankheit vom Standpunkt des Pathologen. In: Verbrennungskrankheit, S. 107-113. Stuttgart-New York: Schattauer 1969
42. Koslowski, L.: Ist eine Behandlung von Verbrennungen mit Rekonvaleszenten-Serum aussichtsreich? Hefte Unfallheilk. *75*, 165 (1963)
43. Koslowski, L.: Der Wandel der Infektion als Krankheitsfaktor und Todesursache nach Verbrennungen. Langenbecks Arch. Chir. *304*, 672 (1963)
44. Koslowski, L.: Zur Pathophysiologie und Allgemeinbehandlung schwerer Verbrennungen, neuere Einsichten und Erfahrungen. Chirurg *41*, 385 (1970)
45. Krizek, T.J., Davis, J.H.: Endogeneous wound infection. J. Trauma *6*, 239 (1966)
46. Krizek, T.J., Davis, J.H.: The role of the red cell in subcutaneous infection. J. Trauma *5*, 85 (1965)
47. Krizek, T.J., Robson, M.D., Kno, E.: Bacterial growth and skin graft survival. Surg. Forum *18*, 518 (1967)
48. Langohr, J.L., Owen, C.R., Cope, O.: Bacteriologic study of burn wounds. Ann Surg. *125*, 452 (1947)
49. Law, E.J., Kim, O.J., Stieritz, D.D., MacMillan, B.G.: Experience with systemic candidiasis in the burned patient. J. Trauma *12*, 543 (1972)
50. Liedberg, N.C.F., Riess, E., Artz, C.P.: Infection in burns. III. Septicemia, a common cause of death. Surg. Gynec. Obstet. *99*, 151 (1954)
51. Liedberg, N.C.R., Reiss, E., Artz, C.P.: The effect of bacteria on the take of split-thickness skin grafts in rabbits. Ann. Surg. *142*, 92 (1955)
52. Lindberg, R.B., Inovye, L.K., Moncrief, J.A., Brame, R.E.: Defense mechanisms in Pseudomonas aeruginosa burn wound infections topically treated with Sulfamylon. Fed. Proc. *25*, 616 (1966)
53. Lindberg, R.B., Moncrief, J.A., Switzer, W.E., Order, S.E., Mills, W. Jr.: The successful control of burn wound sepsis. J. Trauma *5*, 601 (1965)

54. Lindberg, R.B., Moncrief, J.A., Switzer, E.W., Mason, A.D. Jr.: Control of bacterial infection in severe burns with a topical sulfonamide burn cream. Antimicrobial Agents and Chemotherapie 708 *1964*, 708

55. Lowbury, E.J.L.: Infection of burns. Brit. med. J. *5178*, 994 (1960)

56. Lowbury, E.J.L.: Prevention and treatment of sepsis in burns. Proc. roy. Soc. Med. *65*, 25 (1972)

57. Lynch, J.B., Kim, K.A., Larson, D.L., Dayle, J.E., Lewis, S.R.: Changing patterns of mortality in burns. Plast. Reconstr. Surg. *48*, 329 (1971)

58. Markley, K., Gurmendi, G., Chavez, P.M., Brazen, A.: Fatal Pseudomonas septicemias in burned patients. Ann. Surg. *145*, 175 (1957)

59. Marsh, F.: Lancet *1935II*, 1088

60. MacMillan, B.G.: Local care and infection in burns. J. Trauma *5*, 292 (1965)

61. MacMillan, B.G., Law, E.J., Holder, I.A.: Experience with Candida infections in the burn patient. Arch. Surg. *104*, 509 (1972)

62. Moncrief, J.A., Teplitz, C.: Changing concepts in burn sepsis. J. Trauma *4*, 233 (1964)

63. Moncrief, J.A., Rivera, J.A.: The problem of infection in burns by resistent micro-organisms with a note on the use of bacitracin. Ann. Aurg. *147*, 295 (1958)

64. Moncrief, J.A., Lindberg, R.B., Switzer, W.E., Pruitt, B.A, Jr.: The use of a topical sulfonamide in the control of burn wound sepsis. J. Trauma *6*, 407 (1966)

65. Morris, P.M., Bondoc, C., Burke, J.F.: The use of frequently changed skin allocrafts to promote healing in the non-healing infected ulcer. Surgery *60*, 13 (1966)

66. Müller, F.E.: Erfahrungen mit Gentamycin in der Behandlung schwerer Verbren-nungen. Europäisches Symposium Gentamycin. Rev. Ther. Supp. *1*, 59 (1969)

67. Müller, F.E.: Chemotherapy and chemoprophylaxis of Pseudomonas aeruginosa in-fections in burns. In: Pharmacological Treatment of burns, p. 263-267, Amsterdam: Excerpta medica, International Congress Series Nr. 190, 1969

68. Müller, F.E.: Die Pseudomonasinfektion schwerer Verbrennungen; Fortschritte in ihrer antibiotischen Behandlung. V. Internationaler Kongress für Chemotherapie A - I - 5d / 4 (1967)

69. Müller, F.E.: Chemotherapie und Chemoprophylaxe der Ps. aeruginosa-Infektion von Verbrennungen. In: Verbrennungskrankheit, S. 107-113. Stuttgart-New York: Schattauer 1969

70. Müller, F.E.: Gentamicin in the Treatment of Pseudomoas Infections Complicating Burns. Gentamicin First International Symposium, Paris 1967. p. 148-153. Basel: Schwabe 1967

71. Müller, F.E.: Über den jetzigen Stand der äußeren Behandlung von Verbrennungen. Zivilverteidigung *4*, 46-50 (1972)

72. Müller, F.E.: Grenzen der Behandlungsmöglichkeit und Mortalität schwerer Verbren-nungen. Hefte Unfallheilk. *87*, 121 (1966)

73. Müller, F.E.: Fortschritte in der Methode der offenen Behandlung schwerer Verbren-nungen. Mschr. Unfallk. *68*, 229 (1965)

74. Müller, F.E., Rehn, J.: Zur Prognose der Verbrennungskrankheit. Lebensversiche-rungsmedizin *1*, 1 (1970)

75. Müller, F.E.: Lokale Therapie in ihrer Auswirkung auf Stoffwechselveränderungen bei Verbrennungen. In: Schock – Stoffwechselveränderungen und Therapie. S. 320-321. Stuttgart-New York: Schattauer 1970

76. Müller, F.E.: Chemoprophylaxe bei schweren Verbrennungen. Erfahrung mit Sulfa-mylonazetat. Münch. med. Wschr. *17*, 1000 (1969)

77. Muir, I.F. K., Barclay, T.L.: Burn and their treatment. London: Lloyd-Luke Ltd. 1962

78. Primavesi, C.A.: Bakteriologische Untersuchungen mit Gentamycin. Ther. Gegenwart *105*, 1172 (1966)

79. Primavesi, C.A.: Bakteriologische Untersuchungen mit Sulfamylon. In: Verbrennungs-krankheit, S. 95-100. Stuttgart-New York: 1968

80. Quinby, E.C. Jr., Cope, O.: Blood viscosity and the whole blood therapy of burns. Surgery *32*, 316 (1952)

81. Rabin, E.R., Lundberg, G.D., Mitchell, E.I.: Mucomycosis in severly burned patients. Report of two cases with extensive destruction of the face and nasal cavity. New Engl. J. Med. *264*, 1286 (1961)

82. Randall, H.T.: The shifts of fluid and electrolytes in shock. Ann. N.Y. Acad. Sci. *55*, 413 (1952)

83. Rehn, J.: Tierexperimentelle Untersuchungen zur Pathogenese der Verbrennungs- krankheit. Arzneimittelforschung *7*, 637 (1957)

84. Rehn, J.: Tierexperimentelle Untersuchungen zur Entstehung der Verbrennungs- krankheit. Umschau *53* (1959)

85. Rehn, J., Koslowski, L.: Praktikum der Verbrennungskrankheit. Stuttgart: Enke 1960

86. Rehn, J.: Entgiftung der sogenannten Verbrennungstoxine. H. Unfallheilk. *71*, 38 (1961)

87. Roe, E., Jones, R.J., Lowbury, E.J.L.: Transfer of antibiotic resistance between Pseu- domonas aeruginosa, Escherichia coli, and other gram-negative bacilli in burns. Lancet *1971I*, 149

88. Rogers, D.E.: The changing pattern of life-threatening microbial disease. New Engl. J. Med. *261*, 677 (1959)

89. Rosenkranz, H.S., Rosenkranz, S.: Silver sulfadiazine: interaction with isolated deoxyribonucleic acid. Antimicrob. Ag. Chemother. *2*, 373 (1972)

90. Rosenthal, S.M.: Experimental chemotherapy of burns and shock. Effects of systemic therapy on early mortality. Publ. Health Rep. *58*, 513 (1943)

91. Sachs, A.: Immunosupression in severe burns. In: Verbrennungskrankheit (Ed. F.E. Müller), S. 63-67. Stuttgart-New York: Schattauer 1969

92. Saymen, D.G., Nathan, P., Holder, I.A., Hill, E.O., MacMillan, B.G.: Infected surface wound: an experimental model and a method for the quantitation of bacteria in in- fected tissues. Appl. Microbiol. *23*, 509 (1972)

93. Schoenenberger, G.A., Städtler, K., Allgöwer, M., Burkhart, F., Müller, W., Zellner, P.R.: Verbrennungskrankheit – Toxinwirkung oder Infektionsfolge? Chirurg *45*, 20 (1974)

94. Serafinska, D., Bujowska, D., Zietkiewicz, W.: Studies of bacterial growth on the granulating surface and the percentage of graft taking in burns. Bull Pol. Med. Sci. Hist. *9*, 131 (1966)

95. Shuck, J.M., Pruitt, B.A. Jr., Moncrief, J.A.: Homograft skin for wound coverage. Arch. Surg. *98*, 472 (1969)

96. Sonnenburg, E.: Verbrennungen und Erfrierungen. Deutsche Chirurgie *14*, 50-51 Stuttgart: Enke (1879)

97. Stone, H.H.: Control of infections in major burns, with special emphasis on Pseudo- monas infections. J. pediat. Surg. *3*, 3 (1968)

98. Stone, H.H.: Review of Pseudomonas sepsis in thermal burns. Ann. Surg. *163*, 297 (1966)

99. Teplitz, C., Davis, D., Mason, A.D., Moncrief, J.A.: Pseudomonas burn wound sepsis. I. Pathogenesis of experimental Pseudomonas burn wound sepsis. J. surg. Res. *4*, 200 (1964)

100. Thewes, H.: Verbrennung und Hospitalismus. Med. Dissertation, Essen, 1971

101. Torstenson, O.L., Meyer, W.J., Quie, P.G.: Burn wound infection with viruses. New Engl. J. Med. *282*, 1272 (1970)

102. Tumbusch, W.T., Vogel, E.H., Butkiewicz, J.V., Graber, C.D., Larson, D.L., Mitchell, E.T.: Septicemia in burn injury. J. Trauma *1*, 22 (1961)

103. Wallace, A.B.: The exposure treatment of burns. Lancet *1951I*, 501

104. Wallace, A.B., Treatment of burns. A return to basic principles. Brit. J. plast. Surg. *2*, 232 (1949)

105. Wilson, W.C., MacGregor, A.R., Stewart, C.P.: The clinical course and pathology of burns and scalds under modern methods of treatment. Brit. J. Surg. *25*, 826 (1937/ 38)

106. Zellner, P.R.: Eine epidemiologische Studie auf einer Brandverletztenstation. Med. Habilitationsschrift, Mannheim 1974

107. Zellner, P.R., Metzger, E.: Active immunisation in burns. Burns *2*, 54 (1975)
108. Zellner, P.R., Zwissler, O., Metzger, E.: Ist eine aktive Immunisierung gegen Ps. aeruginosa bei Brandverletzten gerechtfertigt? Chirurg *46*, 462 (1975)

VI. Sachverzeichnis

Hefte zur Unfallheilkunde

Beihefte zur Zeitschrift
„Unfallheilkunde/Traumatology"

Herausgeber: J. Rehn, L. Schweiberer

Heft 129

40. Jahrestagung der Deutschen Gesellschaft für Unfallheilkunde e.V.

18. bis 20. November 1976, Berlin. Kongreßbericht im Auftrage des Vorstandes zusammengestellt von J. Probst
1977. 151 Abbildungen, 79 Tabellen.
XVIII, 431 Seiten
DM 120,–; US $ 66.00
ISBN 3-540-08261-1

Heft 130

12. Tagung der Österreichischen Gesellschaft für Unfallchirurgie

7. bis 9. Oktober 1976, Salzburg. Kongreßbericht
im Auftrage des Vorstandes zusammengestellt von
H. Kuderna
1978. 101 Abbildungen, 75 Tabellen.
XVIII, 426 Seiten
DM 98,–; US $ 53.90
ISBN 3-540-08598-X

Heft 131

Verletzunges des oberen Sprunggelenkes

9. Reisensburger Workshop zur klinischen Unfall-
chirurgie, 22.–24. September 1977.
Herausgeber: C. Burri, A. Rüter. Unter Mitarbeit
zahlreicher Fachwissenschaftler.
1978. 171 Abbildungen, 52 Tabellen.
XIV, 262 Seiten
DM 56,–; US $ 30.80
ISBN 3-540-08599-8

Heft 132

41. Jahrestagung der Deutschen Gesellschaft für Unfallheilkunde e.V.

17. bis 19. November 1977, Berlin. Kongress-
bericht im Auftrage des Vorstandes zusammengestellt von J. Probst
1978. 169 Abbildungen, 160 Tabellen.
XX, 508 Seiten
DM 120,–; US $ 66.00
ISBN 3-540-08832-2

Heft 133

Arthrose und Instabilität am oberen Sprunggelenk

10. Reisensburger Workshop zu Ehren von
M. E. Müller und J. Rehn, 9.–11. Februar 1978.
Herausgeber: C. Burri, M. Jäger, A. Rüter. Unter
Mitarbeit zahlreicher Fachwissenschaftler.
1978. 143 Abbildungen, 74 Tabellen.
XVI, 204 Seiten
DM 58,–; US $ 31.90
ISBN 3-540-08970-5

Heft 134

13. Tagung der Österreichischen Gesellschaft für Unfallchirurgie

7. bis 8. Oktober 1977, Salzburg
Kongreßbericht im Auftrage des Vorstandes
zusammengestellt von J. Poigenfürst
1979. Etwa 119 Abbildungen. Etwa 330 Seiten
DM 98,–; US $ 53.90
ISBN 3-540-09180-7

Heft 135
M. Weinreich

Der Verkehrsunfall des Fußgängers

Ergebnisse einer Analyse von 2000 Unfällen
1979. 38 Abbildungen, 4 Tabellen. VII, 62 Seiten
DM 36,–; US $ 19.80
ISBN 3-540-09217-X

Heft 137
H. Jahna, H. Hartenstein, H. Wittich

Der distale Stauchungsbruch der Tibia

Ergebnisse von 583 frischen Fällen
1979. Etwa 97 Abbildungen, 46 Tabellen.
Etwa 140 Seiten
DM 58,–; US $ 31.90
ISBN 3-540-09435-0

Heft 139
U. Lanz

Ischämische Muskelnekrosen

1979. 34 Abbildungen, 12 Tabellen. Etwa 70 Seiten
DM 38,–; US $ 20.90
ISBN 3-540-09436-9

Preisänderungen vorbehalten

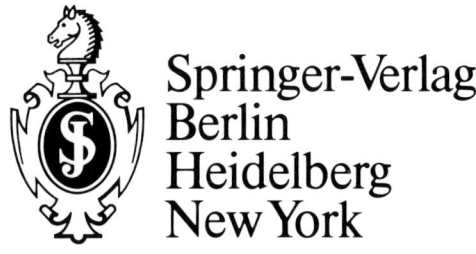

Springer-Verlag
Berlin
Heidelberg
New York

Unfallheilkunde

Traumatology

Organ der Deutschen Gesellschaft für Unfallheilkunde

ISSN 0341-5694   Titel Nr. 113

Herausgeber: M. Allgöwer, Basel; J. Böhler, Wien;
C. Burri, Ulm; G. Hierholzer, Duisburg; M. Jäger,
München; M. E. Müller, Bern; J. Rehn, Bochum;
L. Schweiberer, Homburg/Saar; H. Tscherne,
Hannover; H. Wagner, Altdorf; A. N. Witt, München

Redaktion: J. Rehn, Bochum; L. Schweiberer,
Homburg/Saar

Die Monatsschrift für Unfallheilkunde erscheint seit
1976 unter dem Namen „Unfallheilkunde/Trauma-
tology". Die Zeitschrift publiziert Originalarbeiten, die
zusammenfassende Abhandlungen, Ergebnisse der
Grundlagenforschung sowie kritische Berichte über
Behandlungsverfahren und technische Methoden bein-
halten.

Von gleicher Bedeutung sind Übersichten zu besonders
wichtigen und aktuellen, praxisnahen Themen. Etwa
viermal jährlich erscheinen Hefte, die einem bestimmten
Leitthema gewidmet sind. Übersichtsbeiträge werden in
der Regel von der Redaktion angefordert. Alle Arbeiten
erscheinen mit einer ausführlichen englischen Zusam-
menfassung, die alle wichtigen Daten der Beiträge
erfaßt.

Die Zeitschrift ist Organ der „Deutschen Gesellschaft
für Unfallheilkunde".

Springer-Verlag
Berlin
Heidelberg
New York

Anfrage nach einem kostenlosen Probeexemplar:
Springer-Verlag
Postfach 105280
D-6900 Heidelberg